中医药畅销书选粹·名医传薪

李辅仁老年病独特治验

——附李氏家传验方和祖传七坛药酒秘方

整理者 刘 毅 李世华

U0308785

中国中医药出版社·北京

图书在版编目（CIP）数据

李辅仁老年病独特治验/刘毅，李世华整理. —2 版. —北京：
中国中医药出版社，2012.4（2024.10 重印）
（中医药畅销书选粹·名医传薪）
附李氏家传验方和祖传七坛药酒秘方
ISBN 978 - 7 - 5132 - 0742 - 3

Ⅰ.①李…　Ⅱ.①刘…②李…　Ⅲ.①老年病 - 中医治疗法
Ⅳ.①R259.92

中国版本图书馆 CIP 数据核字（2012）第 000958 号

中国中医药出版社出版

北京经济技术开发区科创十三街 31 号院二区 8 号楼
邮政编码　100176
传真　010-64405721
三河市同力彩印有限公司印刷
各地新华书店经销

开本 880×1230　1/32　印张 4.25　字数 96 千字
2012 年 4 月第 2 版　2024 年 10 月第 10 次印刷
书号　ISBN 978 - 7 - 5132 - 0742 - 3

定价　19.00 元
网址　www.cptcm.com

服务热线　010-64405510
购书热线　010-89535836
维权打假　010-64405753

微信服务号　**zgzyycbs**
微商城网址　**https://kdt.im/LIdUGr**
官方微博　**http://e.weibo.com/cptcm**
天猫旗舰店网址　**https://zgzyycbs.tmall.com**

如有印装质量问题请与本社出版部联系（010-64405510）

◆出版者的话

  中国中医药出版社作为直属于国家中医药管理局的唯一国家级中医药专业出版社，自创办以来，始终定位于"弘扬中医药文化的窗口，交流中医药学术的阵地，传播中医药文化的载体，培养中医药人才的摇篮"，不断锐意进取，实现了由小到大、由弱到强、由稚嫩到成熟的跨越式发展，短短的20多年间累计出版图书3600余种，出书范围涉及全国各级各类中医药教材和教学参考书；中医药理论、临床著作，科普读物；中医药古籍点校、注释、语译；中医药译著和少数民族文本；中医药政策法规汇编、年鉴等。基本实现了"只要是中医药书我社最多，只要是中医药教材我社最全，只要是中医药书我社最有权威性"的目标，在中医药界和社会上产生了广泛的影响。2009年我社被国家新闻出版总署评为"全国百佳图书出版单位"。

  为了进一步扩大我社中医药图书的传播效应，充分利用优秀中医药图书的价值，满足更多读者，尤其是一线中医药工作者的需求，我们在努力策划、出版更多更好新书的同时，从早期出版的专业学术图书中精心挑选了一批读者喜欢、篇幅适中、至今仍有很高实用价值和指导意义的品种，以"中医药畅销书选粹"系列图书的形式重新统一修订、刊印。整套图书约100种，根据内容大致分为七个专辑："入门进阶"主要是中医入门、启蒙进阶类基础读物；"医经索微"是对中医经典的体悟、阐释；"名医传薪"记录、传承名医大家宝贵的临证经验；"针推精华"精选针灸、推拿临床经验；"特技绝活"展现传统中医丰富多样的特色疗法；"方药存真"则是中药、方剂的精编和临床应用；"临证精华"汇集临床各科精妙之法。可以说基本涵盖了中医各主要学科领域，对于广大读者学习中医、认识中医和应用中医大有裨益。

今年是"十二五计划"的开局之年，我们将牢牢抓住机遇，迎接挑战，不断创新，不辱中医药出版人的使命，出版更多、更好的中医药图书，为弘扬、传播中医药文化知识作出更大的贡献。

中国中医药出版社

2011 年 12 月

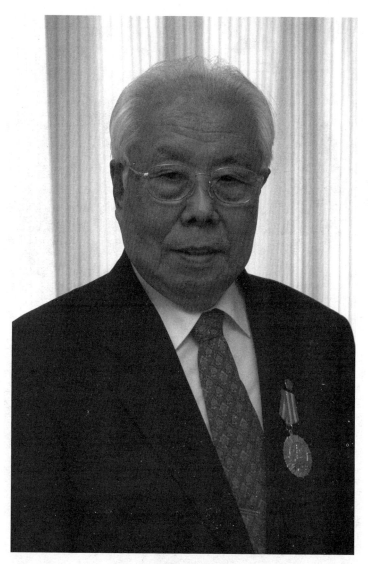

李辅仁教授

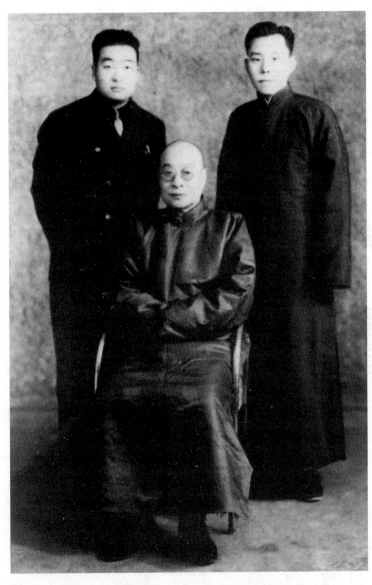

1938 年，年轻的李辅仁（右一）与施今墨老师（中）和
施老长子施稚墨合影

白衣之慈　青囊之術

安老扶衰　德音遍布

一九九三年九月奉题

李辅仁大夫治疗老年病经验

赵　樸初 [印] [印]

赵老自注：

观世音菩萨称：白衣大士，大慈大悲，救苦救难。

赵朴初题词

慈心溥仁　妙術通神

起衰卻老　濟世回春

扁陜往矣　軼古超偪

十餘年亦復歷之軀頼

輔翁診治救屬蘇詞聊

表感欽　　錢鍾書

钱钟书题词

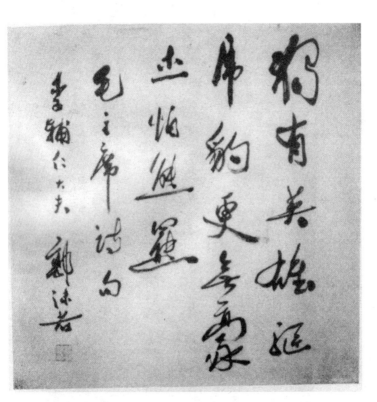

郭沫若题词

纷飞玉屑到筠篮 挑去地银铺一坌
坤初试爬犁呼女伴 阿爹新贩
玉花骢　新疆杂诗之一　一九四〇年作
辅仁大夫同志　两正
茅盾　〔印〕　一九八〇年二月于北京

茅盾题词

序

我国60岁以上的老年人口已经到一亿，这是个不大的数目，在世界上没有哪一个国家有这样庞大的老年人口群体。我国对老年人的医疗保健任务特别艰巨。我们

要把身体工作好，这是
一件光荣而重大的事
情。

老年人好男身体方健
康，或经常闹病，不但
自己老了不能有所为也
为家庭、国家造成不小
负担。保持老年人健
康不得病，少得病，或

患病，必须很快解决好，
是非常重要的。

李辅仁教授从事
中医工作半个多世纪，
有着丰富的临床经验，
特别是对老年人的不少
疑难病进行了长期的诊
治，积累了丰富的经验。
今把它一一介绍给读者，加以

结合，写成册出版这
是很有意义的，很值
得全国的中医参加
西医结合的同志们参
考借鉴、学习。

山阴月制军
五拾三年十月
日

前　言

　　为了贯彻落实党的中医政策，抢救老中医药专家的学术经验和技术专长，人事部、卫生部及国家中医药管理局于1990年发出了联合通知。继承学习历时3年余，现将全国著名老中医药专家、中医保健专家李辅仁教授从医50余年来，在诊治老年性疾病方面的宝贵经验、看家本事、独特招数、保健秘法整理出来，定名为《李辅仁老年病独特治验》付梓出版，以飨广大读者。

　　全书共分3篇。一曰医话篇，分为12个专题，介绍了李老在临证及研究老年病中口授心传的经验体会。内容涉及面广，很能启迪后学。二曰治验篇，精选了李老诊治老年病中74个病种的验案及26个定型的看家效验良方。其中既有诊治老年常见病、多发病的宝贵经验，又有处理疑难重症的独特方法；既反映了李老辨证立法的主导思想，又揭示了李老灵活权变的用药特点。三曰怡养篇，从老年人的一般养生谈起，分为10个专题，介绍了老年人的心理生理保健，体质运动保健，饮食药膳保健，老年防癌措施，老人与气候、水土、药物性味的关系等。其中精选了李老家传药方16首，具有保健强身、延年益寿的功效。另外，还特载了李老祖传秘方七坛药酒的制做及保健作用。

　　本书取材于李老临诊与应邀会诊及抢救危重疾病中具有完整记载的病案，随师学习中的笔记整理，诊余求师教诲中李老心传口授的经验笔录。这些翔实的宝贵资料，通过总结整理，分类编排成书。在整理中，其临证医案部分，未敢增枝减叶，力图保持师案原貌。但李老医案中的弦外之音，又必须阐发清晰，才能启迪后学，因此在治验篇中，每一病案之后加有按语，每类病案之后又加综述一节。

　　按语与综述，从不同角度阐发出李老在诊治老年病中的独到之处。李老"辨证关键不在大同，而难在小异"的观点，临床上"抓住主证，断然处方"的亲身体会，"疑难重疾，药到而立起沉疴"的胆识，"经方与时方，灵活化裁运用"的方法，"制方用药轻巧一般，而疗效出奇制胜"的效果等，读者可于案例与按语、综述中求得，这正是本书的特点。

　　本书在编写中，注意到了尽量反映老师口授心传的原貌，力求体现李老"独具特色"的学派性，"佐证充分"的真实性，"疗效卓著"的先进性，"经得起验证"的科学性。但是，由于我们的学识有限，时间尚短，深知未能全面反映李老在诊治老年病方面的学术水平和临证经验，只待以后增补吧。另外，书中其他疏误之处，估计在所难免，敬请读者斧正。

　　本书付梓出版，敬请了卫生部前部长崔月犁作序，全国政协副主席、中国佛教协会会长赵朴初及世界知名学者、《围城》作者钱钟书等为李老题词，在此一并致谢。

整理者　李世华
1994 年 3 月

李辅仁先生简介

李老是卫生部北京医院中医科主任医师、教授，出生于中医世家，幼年随父、兄学习中医、研读经典，深得家传经验，后拜名医施今墨先生为师，又得其内、妇、儿科名家真传。李老十分注重对《内经》、《难经》的研究，主张"治病必求于本"、"标本同治"，并将"形能"学应用于临床，颇有特色；对老年病的生理、病理变化结合五脏六腑配合五行六气的辨证施治有独到见解；并重视参考现代医学物理诊断、实验室诊断，提倡中西医结合，取长补短，主张西为中用，古为今用，关键是要以中医辨证为基础。中医辨证论治，理法方药严谨。李老在50余年的临床工作中，积累了丰富的经验，尤其对治疗老年病有独特见解和研究，抢救了无数危重症、疑难病及沉疴痼疾，并因此多次荣获党和国务院、中央保健委员会的重要表彰：1953年，北京市卫生局授予其奖状——"积极参加爱国卫生运动并有显著成绩"；1988年，北京医院授予其荣誉证书；1990年，中央保健委员会授予奖状——"表彰在党和国家领导人的医疗保健工作中做出了优异成绩"；1991年，全国政协委员会发给其优秀提案证书；1991年，国务院发给其政府特殊津贴和证书；1993年，中央保健委员会授予其奖状——"表彰在党和国家领导人的长期医疗保健和重大医疗抢救中做出了优异成绩"。李老担任的社会工作：1987年起任全国政协委员，1993年继任第八届政协委员；1992年，被聘为中国保健科技学会学术委员；1993年，被聘为国家中医药管理局科技司全国中医药图书情报工作委员会《中医古籍孤本大全》学术顾问；1993 年，被国家中医药管理局推荐为北京飞达国际保健城医学专家理事会理事。

整理者　刘　毅

1994 年 3 月

目　录

医 话 篇

1. 谈老年中风

李老说：中风病，当今中西医视为棘手的疑难大症，现代医学将其分为脑血栓形成、脑栓塞、脑出血、脑血管痉挛、蛛网膜下腔出血等。脑出血的病人往往因血压突然升高而发病，所以和高血压密切相关。中医治疗中风病，是以突然昏倒、不省人事或口眼歪斜、言语謇涩、半身不遂为据，这是主证，中医叫做"卒中"。因为发病急猝，一般称为"类中风"，这是因为它不同于风邪外袭的中风。临床医生，一定要分清楚这个辨证关键。我在几十年抢救治疗本病的临床工作中，根据发病的缓急不同，发现临床的表现亦不相同。因此，我救治脑出血病人的方法亦各有异。大多由于血压突然升高，阴虚阳亢，风火交炽，痰涎壅盛所致。实质上表现为本虚标实，上盛下虚，也就是阴阳失去了平衡，进而发生卒中。临证要注意几个关键，如果血压升高就以降压醒神为主；如果见昏迷逐步加深，血压不太偏高，就以止血醒神、芳香开窍为主；若见鼾声昏迷、痰涎壅盛的病人，要用芳香开窍、止血醒神、化痰镇肝息风法，我常用安宫牛黄丸、至宝丹、羚羊角饮、导痰汤、镇肝熄风汤等抢救治疗，血压稳定后，神志清醒了，唯见半身不遂、语言失利等，再用补气活血、化瘀通络法治疗。用补阳还五汤加味时，要注意掌握黄芪用量，血压正常稳定，黄芪量可加大，用 30～50g。

在治疗脑血栓形成病人时，李老说：老年人元气虚损，脉络空虚，或者平素痰湿内盛，如果七情六欲刺激，再有风邪乘虚而入，导致气滞血瘀，经络不通畅了，就容易发生本病。老年人多在早晨或夜间发病，我常用苏合香丸、安宫牛黄丸急救。清醒后，我常用"安脑化瘀汤"（李老经验方，详见验方集锦）治疗，以安脑通络、活血化瘀。本病应该注意，在发病前出现头痛头晕、记忆力减退、全身无力或者说话不太清楚时，就要注意检查治疗，避免病情发展，医者也应该注意以防病为主。这就叫上工不治已病治未病，也就是在辨证治疗过程中，要掌握病的预兆、发展、变化，要善于治未病，这样可以杜绝疾病的恶化。

1985 年，李老抢救一位"蛛网膜下腔出血"的老人。当时病人发病急猝，出现剧烈的头痛呕吐、嗜睡、右半身麻木、脉弦大、舌质暗红、苔黄腻等症，急请李老会诊。李老用他的经验方"清脑熄风汤"治疗，疗效显著。李老说：老年人多肾阴不足，气机不畅，由于七情的波动，造成气血运行阻滞。要防止陷入重度昏迷，清脑熄风汤有清脑醒神、息风镇痉作用。神清后原腻苔退，脉转弦缓，唯见半身麻木时，应用补气活血、通络启痹法治疗。要注意，我用补气药的同时，必须佐以甘寒之品，如玄参、天花粉、麦冬等，以防其温，能收到很好的疗效。

2. 谈老年痴呆

临床随诊李老治疗老年痴呆时，曾见一位 86 岁老人，两人挽扶，走碎步就诊，不能正确回答医者问话，表情淡漠、记忆力衰退、神志呆滞、手抖颤。经过李老精心治疗月余后，可以自行慢走，就诊时可自诉病情（尚需家属补充叙述），也关心周围事情，手抖颤略好转。李老说：老年人肝肾亏损，髓海不足，脑海失其濡养就会出现脑力和记忆力衰退，神志呆滞，表情淡漠，嗜睡或者失眠，所答非所问现象；水不涵木造成肝阳上亢，肝风内动就会出现眩晕、手抖颤等，我用"醒脑复聪汤"（李老经验方）治疗，主要是滋补肝肾、填精健脑，有平肝潜藏的意义。临床还要灵活加减，也可加些活血药，标本兼治。经过李老近 3 个月的治疗后，患者可每天散步一至两千步，并且愿意与人交谈，听广播或者请人读报、读文件给他听。这个药方对震颤麻痹亦有好的疗效。

3. 谈老年冠心病

笔者在随李老临诊过程中发现，老年人冠心病为常见病、多发病，疗效也最显著。李老说：老年冠心病大多为本虚标实，又以标本互为因果、互相转化为自身特点。本虚为主，心脉失养而痛；由本而标，又出现虚中夹实；老年人五脏虚损就会出现兼证。我治疗的法则以补虚固本为主，注重补气血。我的"益心汤"（经验方），是以养心通脉、益气温阳为主。临床常见兼证，治疗要兼顾，如心胃并治，以益心汤加四君子汤、平胃散、异功散化裁加减；心肾并治，加二仙汤、黄芪、黄精；瘀血阻滞的可加红花、赤芍、桃仁；肝肾不足的可加入一贯煎；也常见体胖痰湿者，可加二陈汤。益心汤是基本方，并不是固于一方。要辨证用药加减，提高治愈率。

李老经验方益心汤加减，用于临床治疗心绞痛、心功能不全、心力衰竭、房颤等均能收到显著疗效。

4. 谈老年慢性肾炎

1982 年随李老出"解决疑难病专诊"时，观李老以经验配方"肾复康"（详见验方集锦）治疗老年"慢性肾炎"，功效显著，求教于李老。李老说：治疗老年慢性肾炎，首先把握住老年元气虚衰的特点，以肾虚为本，其关键在于肾机藏泄失常，也就是当藏不藏，当泄不泄，其本在肾，又与肝脾密切相关。而阴损其阳，最后导致阴阳两虚。我配方肾复康是以养阴固肾、阴阳双调为治疗法则。一般都以温阳利水、固精敛涩、活血化瘀，或攻下、发汗等治疗，但对于老年人慢性肾炎不宜过用上法，因上法更易伤其阴，有时虽也见疗效，但是不能根治。我曾治疗一位 78 岁的老人，患慢性肾炎，曾经其他医院用攻下法治疗，最后致浮肿加重，尿蛋白（＋＋＋＋），红细胞也增多，冠心病也复发了。我用肾复康配方治疗，养阴固肾、调整阴阳，只用两周调治，尿蛋白消失、红细胞消失、浮肿消退，而且冠心病也好转了。另外，活血药可以用，但也不宜用量过大，更不宜久用，否则会使红细胞增多、病情发展，这点医者应仔细体会。

5. 谈老年膀胱炎

李老治疗老年性膀胱炎，有独到之处。笔者曾随李老治疗一位 80 岁的老人，该患者经常复发膀胱炎，出现尿频、尿短、淋漓不爽、腰背酸楚、面浮足肿、少腹作胀、舌胖苔薄白、脉细缓、神疲乏力，稍遇劳累即发作，李老予经验方"温肾通淋汤"治愈而不易复发。李老说：临床老年人多见本病，中医属"劳淋"，我以温肾健脾、养肝通淋法治疗。方中以五苓散使膀胱气化通利；以川断、杜仲、菟丝子、山药温肾固本；石韦、益母草，通淋化瘀。一般见膀胱炎急性期可以用常法，如导赤散、八正散等。但慢性期，对老年人病延日久的膀胱炎，要避免过用苦寒通利，否则会更伤肾气，反而使膀胱气化功能失调。

6. 谈老年肾及输尿管结石

李老说：老年人肾及输尿管结石，注意四个方面：一是老年肾气不足，膀胱气化无力；二是下焦湿热蕴结；三是常见阳不足损及阴，阴也亏损；四是在清利的同时，注意益肾护本，才能有效地保护肾功能。我常用"二金石韦汤"（经验方，详见验方集锦）治疗，疗效理想。排石后我常以金匮肾气丸（偏肾阳不足）、六味地黄丸（偏肾阴不足）来调整阴阳，使其平衡，以扶正固本。

7. 谈老年肺炎

李老在治疗老年肺炎时，常谈到"肺主治节的作用，在老年病防治中，居首要地位，也是生死第一关"。李老说：老年急性肺炎必须及时治疗，因为临床多见老年病恶化致死，其中肺衰竭也是一个重要原因。我常用麻杏石甘汤、小柴胡汤。如有高热，白细胞升高，加羚羊角粉；如果有冠心病史，可用淡豆豉，减去麻黄，重用鱼腥草；高热减退，咳喘痰多，我常用葶苈大枣泻肺汤合千金苇茎汤，加玄参，在治疗期间注意不要伤及脾胃和津液；在恢复期，我以"培土生金汤"（经验方）治疗，主要以六君子汤加薏苡仁、冬瓜仁、麦冬、玉竹，以健脾和胃、养阴润肺。临床也常见高龄老年人，患肺炎后无其他症状，而多见嗜睡，这种情况更应引起医者和家属的注意。总之，老年人要预防感冒，增强体质，注意气候变化，适时增减衣服，无病防病，有病及时检查治疗。

8. 谈老年糖尿病

李老说：老年糖尿病以肾虚为本，要调摄阴阳使其平衡，要用兼治法才可收效。单纯用清热泻火法不行，只治其标，不可久用。实际在临床上，三消症状并不明显，尤其老年人，出现兼症很多，治本是关键。我曾治疗一位90岁的老人，患糖尿病几十年，我用滋胃益气、养阴柔肝法治疗，视力也见恢复，尿糖、血糖也下降至正常。也可以用淡菜和猪肘不放盐煮汤，作为糖尿病人的保健饮食，淡菜是滋肾补阴的，可以使尿糖下降。其他兼症，如见瘀血者，可少量加化瘀活血药物；兼体胖痰湿者，可加化痰祛湿药物。总之，切忌伤阴损阳、耗伤气血之品，以护本为主。我常用"滋胃消渴汤"（经验方），以益气滋肾、养阳柔肝为法，以此方为基础，临床随证加减。

9. 谈老年脾胃病

李老在50余年的临床工作中，总结出了自己治胃病的经验和自成一体的经验方。李老说：老年人脾胃运化功能减弱。要掌握脾主升、胃主降，但升清降浊的关键所在是还要赖四旁的配合，肝胆与脾胃相互为用、协调平衡了就不会生病。我治胃病是以通为主，因为六腑以通为用，又不能离开肝的疏泄，所以以疏肝和胃为大法。但是久病，痛有定处加活血化瘀药，用量不要过大，以基本方"安胃汤"为基础，根据兼证加减治疗，疗效很好。我曾治疗一位80岁的老人，几十年的慢性胃病，用此方益气和胃、疏肝化瘀治疗，再引导她改善饮食以调养，每天少吃多餐，以蒸煮食物为主，尤其晚餐以粥食为主，如大米红枣粥、百合大米粥，或清淡的菜粥、面汤等。老年人爱操儿孙的心，告诉她要静心养神，这样排开一切干扰，配合药物治疗，很快收效。但对于老年人中气下陷，升降失调的病证，就应以益气升阳法治疗，要辨证用药。临床上多见老年人术后伤及脾胃，出现气短腹胀、消化不良、大便溏软、脉细无力、舌质淡红苔薄，或者出现黄腻苔。若舌苔根底浮浅，舌质淡红或胖嫩，就不是热证了；如果是热证根底当深固，舌质或红或绛，坚敛苍老、粗糙，这是辨苔虚实的要点。所以，针对这种术后损伤脾胃运化功能者，就要用六君子汤、异功散、平胃散加减化裁治疗，要用益气健脾、和胃化湿法。我也常用一贯煎治疗老年胃阴不足、肝肾虚损的胃病，对萎缩性胃炎效果很好。

10. 谈老年性皮肤瘙痒

李老谈到治疗老年性皮肤瘙痒时说：老年人多因血虚风燥，正虚感邪，肌肤失养而发病，用益气养血、活血祛风法，使正气足，邪气去，血脉充盈，肌肤润泽而愈，是血行风自灭的道理。可是临床也多见由于其他疾病导致的瘙痒，如糖尿病、肝胆疾病、肾病等，那就要辨证施治了。一般我常用四物消风散合平胃散同调脾胃；四物消风散合一贯煎同调肝肾。糖尿病出现瘙痒，我用滋肾消渴汤，重用白蒺藜至30g，功效很好。

11. 谈"玉屏风散"治疗老年病的应用

李老临床巧用玉屏风散治疗老年病，收效很显著。李老认为，老年人正气不足，卫气不固，玉屏风散不但有固卫益气功效，而且能增强老年人的免疫功能。李老说：我用玉屏风散合当归六黄汤，加糯稻根、浮小麦治疗老年自汗，以益气固表、气血双调、平衡阴阳；玉屏风散合小柴胡汤治疗老年体虚感冒；玉屏风散合止嗽散或合苏子降气汤治疗老年体虚久咳；玉屏风散合香砂六君子汤治疗老年体虚腹胀、消化功能不良；玉屏风散合六味地黄汤治疗老年肾病恢复期。

12. 谈老年癌症化疗副作用的治疗

李老说：中医中药以扶正健脾胃法、扶正养阴清热法、扶正滋养肝肾法等来治疗此病均可获效。李老自拟"开白汤"（详见验方集锦），治疗化疗后白细胞下降，收到显效。

李老说：我用香砂六君子汤加黄芪、黄精、薏苡仁，治疗胃癌术后化疗副作用；用增液汤合千金苇茎汤加黄芪、炙杷叶，治疗肺癌术后化疗副作用；百合苡米粥，对肺癌术后患者有润肺健脾扶正的保健功效。

治

验

篇

一、内科疾病

（一）呼吸系统疾病

1. 上感发热治验

某患者，男，68 岁，1992 年 7 月 16 日初诊。患者 7 天来因高热 39.4℃入某院，诊断为上感发烧。曾用攻下药及清热解毒药物治疗，病不解，反烦躁、寒热往来、小腿凉痛、头身疼痛、咽干呕恶、口苦便溏。李老辨证为外感热病误下致使病邪未解，邪入少阳，宜和解少阳、调和营卫治之。以柴胡 10g，黄芩 10g，清半夏 10g，桂枝 5g，板蓝根 30g，连翘 10g，厚朴花 5g，蔓荆子 10g，芦茅根各 10g，生姜 2 片，红枣 10g，甘草 3g，羚羊角粉（分冲）0.3g。1 剂药后，热退周身舒适，2 剂减去羚羊角粉，下肢凉痛已除，周身舒适，诸症均除。又续 2 剂，巩固治疗，获愈出院。

【按】李老小柴胡汤和解少阳，连翘、蔓荆子配伍治疗风热头痛，板蓝根、芦茅根、厚朴花清热利咽、理气化湿，少用桂枝以调和营卫、解肌温通，故下肢凉痛顿除。

李老治疗外感热病特点是必须掌握季节，即六个气候和四个季节的变化。重视辨其表里、寒热、虚实及具体年龄、体质。病在表，不可只知发汗，还要注意清里，而更重要的是要明确清里和解表用药的比例。热邪在卫分时间很短，极易伤及气分，一旦邪留气分，应速清解，否则病邪入里，耗伤津液正气。外感病在表阶段，宜急速清解。若误下，则犯虚虚之戒。

2. 病毒性感冒治验

田某，男，68 岁，1992 年 4 月 10 日初诊。患者因高热寒战入某医院治疗，入院诊断为"病毒性感冒"、"窦性心动过缓"。体温 39.8℃，白细胞 8.6×10^9/L，尿常规正常，咽部充血。曾用大黄粉等攻下清热之中药治疗，诊时高热仍不退、小腿冷痛、头痛烦躁、口苦咽干、寒热往来、不思饮食、脉弦数、舌红苔黄腻，因三天后有外事工作任务，需如期病愈而工作。辨证为风邪外束，热袭肺胃。宜清热解毒，辛凉宣肺。处方：芦茅根各15g，蒲公英15g，大青叶15g，板蓝根30g，忍冬藤15g，忍冬花15g，柴胡10g，黄芩10g，清半夏10g，蔓荆子10g，桂枝5g，菊花10g，连翘15g，羚羊角粉（分冲）3g。服2剂，水煎服，每剂共煎200ml，每次服100ml，早晚各1次。

复诊：服1剂后，热退身静，周身舒适，头痛及腿冷痛消失，脉转弦缓，舌苔薄白。服第2剂纳谷觉香，精神清爽，减少羚羊角粉，原方继服1剂，诸症皆愈，如期参加外事任务。

【按】本案初起应以辛凉清热、宣肺解表法治疗，前医误用大黄，并非里实证，攻下导致延误病情。病入少阳，寒热往来、口苦，以小柴胡汤和解少阳，芦根清气分之热，茅根清血分之热，一清一透，气血双清；板蓝根、大青叶配伍，清热凉血、解毒利咽；与蒲公英伍用消炎力增强；忍冬藤、忍冬花伍用清热消炎通络；佐桂枝仅5g以温通经络。故药后周身舒适，诸症皆除，四肢酸痛、小腿冷痛豁然而愈，此画龙点睛之妙、用药之巧。连翘、蔓荆子配伍清上焦风热，头痛顿除。本方治肺炎等温热病，加减运用，疗效亦佳。

3. 支气管炎治验

周某，男，70岁，1992年10月9日初诊。患者咳嗽已十余年，每年冬季加重，近月余咳嗽痰少，喉痒即咳，晨起尤甚，喉间有痰涎黏着，胸闷，鼻塞不通，大便不畅，脉细数，舌红薄腻。证属肺气失宣，外邪袭肺。治以疏风宣肺，止咳化痰。处方：炙前胡10g，清半夏10g，杏仁

10g，苏子 10g，射干 10g，炙杷叶 10g，黄芩 10g，炙紫菀 10g，桔梗 6g，薄荷 3g，苍耳子 10g，辛夷 5g，枳壳 10g，橘红 6g，服 7 剂。

二诊：咳嗽大为减轻，胸亦畅，鼻塞通，呼吸畅，大便正常，喉间略痒。原方 7 剂，咳嗽痊愈。

【按】患者素有慢性支气管炎，复感外邪，又诱发旧疾——慢性副鼻窦炎同时发病。辨证为外邪袭肺，肺失清肃，肺气失宣，则现清窍不利之证。此方用辛夷散、杏苏散加减。紫菀、半夏、陈皮、前胡、杏仁、苏子以宣肺降逆止咳；杏仁、桔梗、枳壳，一升一降，以宣降肺气、下气止咳排痰；射干、黄芩、橘红、杷叶以肃肺利咽喉，咳嗽顿除，鼻塞亦获愈。

4. 支气管哮喘治验

张某，男，72 岁，1987 年 11 月 16 日初诊。患者夙有哮喘 20 余年，多年来服西药氨茶碱等无效，遇冷、热天气变化均发喘咳，哮喘不得平卧，汗出，胸闷痰多，痰色黄稠，面目虚浮，饮食乏味，昼夜难眠，咳喘痰吐不畅，大便干燥，脉滑细，舌苔白厚腻，舌质暗红。辨证为痰浊阻肺，肺失肃降之证。治以宣肺化痰，平喘止咳。处方：炙麻黄 3g，生石膏（先煎）30g，杏仁 10g，甘草 3g，葶苈子（布包）5g，半夏曲 10g，红枣 10g，射干 10g，冬瓜子 15g，炙白前 10g，炙紫菀 10g，苏子 10g，调理月余而愈，又配以丸药"李氏定喘丸"巩固疗效。

李氏定喘丸：炙麻黄 15g，生石膏 60g，炙白前 30g，炙紫菀 30g，南沙参 30g，细辛 5g，胡桃肉 30g，海浮石 30g，苏子 15g，炙款冬 15g，五味子 15g，桔梗 30g，杏仁 30g，玉竹 30g，炙百部 15g，黄芩 30g，茯苓 30g，葶苈子 15g，清半夏 30g，炙甘草 15g，冬虫夏草 15g，炒远志 30g，橘红 15g，上药共研极细末，枣肉 120g，煮烂如泥，去其皮核，加炼蜜 300g，共合为丸，每丸 9g 重，每日早晚各服 1 丸，温开水送下。本验方强壮肺气以扶正、定喘化痰以止咳、强心益肺、清热养阴，疗效显著。患者服用 2 剂，至今随访数十年未复发。

【按】患者哮喘 20 余年，反复发作，入冬尤甚，喘咳汗出、胸闷痰多、喘咳不得平卧，乃为肺气失于清肃，邪气壅遏，痰阻肺道之象。处方由麻杏石甘汤合葶苈大枣泻肺汤加减而成，适宜痰黄而稠，为肺热、热痰者，故诸症见平。李老又予李氏定喘丸以资巩固，该方适用于久病咳喘、痰多、胸膈不利者，具有扶正祛邪的作用。

5. 慢性支气管炎治验（1）

蒋某，男，69 岁，1982 年 10 月 10 日初诊。患者感冒后 2 月余咳嗽不愈，半夜加剧。曾服中药及羚羊清肺丸、止咳糖浆等多种止咳剂，全无效，咳嗽反而加剧。见咳嗽痰少色黄，半夜加剧，无法入睡，咳引胸胁胀满，头胀心烦，口干喜饮，咽痒呛咳，脉弦数，右关尤显弦大，舌红苔薄黄。此为风邪袭肺，引动肝火，肺肝同病。治以清肝肃肺止咳。处方：川楝子 10g，延胡索 10g，淡豆豉 10g，炒山栀 10g，橘叶 10g，郁金 10g，炙百部 10g，冬瓜子 15g，麦冬 15g，苏子 10g，炙紫菀 15g，南北沙参各 10g。7 剂后复诊，咳嗽已渐平、胁痛顿减、舌红苔净、口咽作干，又以原方加玄参 10g，服 7 剂获愈。

【按】本案久咳不愈，而又曾服多种中、西药止咳剂，病未减反增剧，何故也？肝火灼金，肺失肃降，肝与肺经络相连，夜半咳剧为肝胆旺候，黎明又为肺金之候，故肝火刑金，夜半咳加剧，平素患者肝郁失调，外邪袭肺，引动肝火，肺肝同病，则肝失疏泄，肺失肃降，表现为咳引胸胁胀痛、口苦心烦，此为辨证要点。以金铃子散、栀子豉汤清热解郁、疏通气机；苏子、杏仁下气定喘，百部、紫菀化痰止咳，橘叶通络止痛功效显著，为肝气疏展咳平；见口咽作干喜饮，饮后仍咽干不解，为肝热伤津，故加玄参10g，养阴生津止渴而收功。

6. 慢性支气管炎治验（2）

王某，男，73岁，1982年8月20日初诊。患者咳嗽已十余年，冬季加重，近月余咳嗽加重，长期服西药止咳剂及止咳糖浆无效。咳嗽背冷，四季均重衣，痰多稀白泡沫状，纳谷不香，气短无力，大便溏软，精神不振，舌苔薄白，根略腻，脉小弦滑。此痰饮为病，治以温化痰饮、健脾和胃。处方：党参10g，茯苓15g，炒白术10g，甘草3g，砂壳仁（后下）各5g，广木香5g，桂枝10g，冬瓜子15g，炒薏苡仁15g，炙百部10g，炙紫菀10g，生姜2片，红枣10g，服7剂。

复诊：主诉咳与痰俱减，背冷亦减，精神渐振，胃纳有增，大便已成形，原方14剂，加五味子5g。

三诊：咳嗽与痰俱消失，背冷转暖，食欲正常，脉弦细，舌苔薄白，病久宜每周隔日服1剂中药，以巩固疗效，调理2月余，随访2年。两年来，四季也不曾重衣，很少感冒，咳嗽未复发。

【按】此为痰饮内停，脾失健运为病，背冷为饮邪不化。《金匮要略》曰："病痰饮者，当与温药和之。"故常用六君子汤合苓桂术甘汤加味。百部、紫菀、五味子配伍，治老年人久咳，但五味子分量要轻；炒薏苡仁、冬瓜子健脾化饮、祛痰止咳。此方为老年痰饮病久咳之良方。

7. 支气管扩张治验

裘某，男，69岁，干部，1982年3月10日初诊。患者咯血月余，喉痒，血鲜红，15年来反复发作。现症：咯血，晨起及深夜经常发作，无咳无痰，胸不痛，腰酸腿软，面微烘热，手足心热，脉细弦无力，舌质嫩红，苔薄白，大便不畅，曾服中西止血药及注射针剂均无效。证属肝肾不足，水不涵木，肝热上扰，木火刑金所致。处方：滋肾清肝汤。生地 20g，山药 15g，茯苓 20g，丹皮 10g，女贞子 15g，山萸肉 10g，玄参 20g，麦冬 20g，花蕊石 10g，泽泻 10g，3 剂。

复诊：服至两剂，咯血止，喉痒略减，腰酸腿软，面热好转，原方又进 7 剂。

三诊：喉痒咯血已平，诸症均好转，面炽热已消失，唯腰腿酸软，神疲无力，咽干，脉弦缓，舌苔薄白少津。按原方配制成丸药，调理月余，随访两年未复发，其中每年加服上方汤药，每周服 4 剂。无恙。

【按】咯血一症，虽有清燥救肺、养阴救肺，或清肺平肝、宁络止血等法，但临床亦见水不涵木，木火刑金而咯血之证。本案辨证要点：喉痒咯血且多发生于晨起和夜间，面热为冬不能潜藏，水不涵木。叶氏《临证指南医案》辨喉痒一症当分虚实为其定性，分上焦下焦为定位之区别。临床多见顽固性喉痒，而并非外感独有之。腰酸腿软，面热而咯血喉痒并且发生在晨起及夜间，脉细小弦无力，尺脉尤沉细，均为虚在下焦肝肾，水亏不涵木，肝热上扰，木火刑金而致喉痹咯血，"滋肾清肝汤"以滋肾水而涵肝木，疗其本而获愈。

8. 大叶性肺炎治验

童某，男，78 岁，1987 年 10 月 16 日初诊。患者发热恶寒 3 天，咳喘头痛，胸闷憋气，汗出，周身酸楚，痰黏不爽，色黄量多，胸闷纳呆，体温 39.8℃，嗜睡，口苦纳呆，便干溲赤，舌红苔黄腻，脉弦滑。辨证为邪热袭肺，肺失清肃，热郁肺胃。以清热解毒，宣肺疏表，肃肺化痰为治。处方：苇芦根各 30g，炙麻黄 3g，杏仁 10g，生石膏（布包）30g，葶苈子（布包）5g，半夏曲 10g，红枣 10g，冬瓜子15g，生薏苡仁15g，桑白皮10g，地骨皮10g，炙前胡10g，炙白前10g，西洋参（另煎入）3g，羚羊角粉（分冲）0.5g，甘草3g，3剂，水煎温服。

复诊：药进2剂，服后热势下降至37.9℃。又按原方续进2剂，热势下降至37.2℃。原方减去羚羊角粉，再进2剂，体温已正常，舌苔遂退，神复，口干，脉转弦缓，二便正常，喘咳已平，复查胸片肺炎已吸收。随后以养阴益气、健脾之剂调摄，西洋参（另煎兑入）3g，茯苓15g，炒白术10g，砂仁（后下）3g，生薏苡仁15g，五味子5g，清半夏10g，炒陈皮5g，甘草3g，焦神曲10g，月余痊愈。

【按】此证为风温袭肺卫，肺气失其肃降，化热郁于肺胃，酿毒不解。初起病急，发热咳喘，汗出口渴，痰热阻肺，呼吸迫促，急投清热解毒、宣肺定喘、化郁祛湿之剂。以麻杏石甘汤合葶苈大枣泻肺汤为主方，加芦茅根、地骨皮、羚羊角粉以退其热，炙白前、前胡、桑白皮以止咳祛痰，冬瓜子、生薏苡仁以化湿消痈，另煎西洋参以护心益气。在治疗老年病急症时，切记扶正为本，故以西洋参养阴益气，补而不燥，此方为经验方，取名为"清肺汤"。见热势下降正常，咳喘已平，再进养阴益气健脾之剂以扶正养阴护胃，此为治疗老年肺炎恢复期很重要的法则。清肺汤治疗老年肺炎，经临床几十年验证，疗效显著。

9. 胸膜炎治验

孙某，女，69岁，1982年7月6日初诊。患者十余天前有发热畏寒、胸痛干咳、低热不退，入某医院治疗。西医检查诊断为胸膜炎，邀中医会诊。诊其脉滑数，舌红苔腻，体温38.2℃，干咳胸痛，痰少而黄稠，右胁胀痛，神疲纳呆，口干喜饮，大便秘结，呼吸急促，舌苔白腻根黄，舌质暗红，脉滑数。此证为痰热蕴结，水湿内停，蓄留为饮。治以清化痰热，散结通阳，化饮逐水。处方：全瓜蒌

30g，旋覆花（布包）10g，薤白10g，半夏曲10g，炒枳壳10g，香附10g，橘叶10g，葶苈子（布包）5g，红枣10g，冬瓜子30g，郁金10g，黄连5g，黄芩15g，柴胡10g，7剂。

二诊：胸胁痛大减，身热已退，寒然往来已消失，口苦大便已通，诊其脉转细滑，舌苔腻转薄舒，病势有转机，原法加减。处方：葶苈子（布包入煎）10g，红枣10g，半夏曲10g，全瓜蒌30g，炒枳壳10g，郁金10g，青陈皮各10g，冬瓜子30g，橘叶10g，桃杏仁各10g，桔梗10g，佩兰10g，7剂。不宜久服，免伤肺气，我常配半夏健脾和胃化痰，亦免伤胃气，疗效更好。全方散结清热，化痰逐饮，定喘下气。

10. 肺结核治验

许某，男，69岁，1982年7月16日初诊。患者咳嗽痰中带血丝已3个月，消瘦，潮热，疲劳气短，午后低热。后拍胸片确诊为"右肺上部浸润性肺结核"，服抗结核药异烟肼，注射链霉素等疗效不显著。诊时咳嗽，午后潮热发干，手足心热，盗汗纳少，便溏，舌红少苔，脉细小数。辨证为肺肾阴虚，灼伤肺络，虚火上炎。治则为滋阴清肺，润肺止血。处方：炙百部10g，天麦冬各15g，沙参15g，五味子5g，生熟地各15g，玄参15g，地骨皮10g，炒薏苡仁15g，山药15g，阿胶（烊化）10g，花蕊石10g，仙鹤草15g，百合15g，黄连5g。服本方3个月后，患者诸症明显好转，咯血消失，经X线胸片复查，结核病变已基本稳定。又以参苓白术汤调理肺脾，以补土生金法复本康复。

【按】本案为脾肺双虚所致。患者咳久则伤其肺络，故咯血、胸痛；阴虚内热则手足心热、盗汗潮热；口干舌燥为津液不能输润于上之故。脾胃气虚，生化失常则纳少神疲；脉细小数，舌红少津则为阴虚有热之象。先用百合固金汤加减，加炒薏苡仁、山药、地骨皮、花蕊石、仙鹤草以助健脾润肺、除蒸止血。咯血止，又用补土生金、脾肺同治法，加强扶本之力。根据本病临床表现，患者常年便溏纳少，为肺脾双虚，治当兼顾。

11. 肺脓疡治验

魏某，男，64 岁，1982 年 3 月 6 日初诊。患者 5 天前在山东某医院诊断为"右肺脓疡"，特来京在某医院做 X 线胸片检查：右上、中肺大片浸润阴影，中有蛋大空洞并有液平面存在，痰中未见结核杆菌。确诊为肺脓疡。诊时咳嗽闷痛，痰浊腥臭，胸肋疼痛，低热神疲，便秘溲赤，舌红苔腻，脉滑数。辨证为风温之毒，熏蒸于肺，热壅血瘀，结成为痈。治以解毒排痈，化痰通络。方用千金苇茎汤加味。处方：鲜苇茎 30g，薏苡仁 30g，冬瓜仁 20g，桃仁 15g，白茅根 30g，桔梗 10g，葶苈子（布包）5g，红枣 10g，半夏曲 15g，败酱草 30g，甘草 5g，服 7 剂。

二诊：药后咳嗽胸痛明显减轻，痰浊减轻，诊其脉转细滑，舌红稍减，苔黄腻。仍守原方加鱼腥草 30g，佩兰 10g，服 10 剂。

三诊：药后自觉异常舒适，浊痰大减，胸痛基本消失，复查胸片恢复正常。原方再守 10 剂，巩固其效。

【按】此案病证中医称为"肺痈"，以咳逆上气、咳吐浊痰、其味腥臭、胸肋疼痛为主症。乃由热壅肺络，血瘀而成痈。本方常用于治疗多种疾病，对于外感或内伤发热及低热而原因不明者，均有疗效。薏苡仁、千金苇茎汤、冬瓜仁，散结消痈；桃仁化瘀血散结。全方化瘀消痈、清热解毒。李老还常用芦茅根伍用，芦根味甘不腻，生津、清气分热，茅根利水不伤阴，二药同用，气血双清，瘀血清化；重用鱼腥草以增强排脓解毒作用。

12. 综述

以上呼吸系统疾病，总属中医学咳喘病范围。李老认为，本病从老年人体质分析多为本虚标实，要注意"标本同治"。标实又为本病特征；脏腑功能的失调，特别是肺脾肾功能不足，又是本病的根本原因，这是本虚的方面。所以掌握了本病虚实夹杂的特点，在治疗时，就不能过早去补虚。在发病初期，邪主要在肺，痰气相搏，外受病邪侵袭，当先责之于肺，首先治以宣肺肃降祛邪为主，调节肺的治节功能。治咳之法，先宜祛邪，当辨别风、寒、燥、热而施治。临床见咳嗽口干、舌红、恶寒、全身酸楚为风寒外束，肺有燥热伤阴，故治疗要清肺散寒、止咳定喘。李老常以三拗汤合止嗽散加黄芩、桑白皮、瓜蒌根治疗。老年人易出现肺卫气虚，阳虚不足之证，临床表现为出汗、神疲乏力，咳喘 10～20 年者，喘而不得平卧、咳吐白黏痰、舌质淡红、苔白腻、脉细滑，此为阳气不足，表虚而痰饮恋肺，感邪诱发，肺失肃降。李老常以桂枝厚朴杏子汤加味治疗，如加浮小麦、糯稻根共奏宣通阳气、肃肺止咳化痰之效，故阳气舒展，汗出渐止使咳喘见平。李老善用炙紫菀、炙白前、炙百部、炙款冬治疗咳喘有良效。若兼大便不通，为肺气不宣而致，以炙紫菀20g既止咳又通便、清肃肺气。对于咳喘发热、胸闷喘促、痰黄量多者（多属急性支气管炎、哮喘、肺炎、胸膜炎等），李老常用方有麻杏石甘汤、葶苈大枣泻肺汤、千金苇茎汤合鱼腥草、败酱草、金银花、连翘、羚羊角粉化裁加减治疗，取得良好疗效。若兼出现鼻塞不通，加黄芩、射干、辛夷、苍耳子、薄荷以蠲除痰热、宣肺通窍。"支气管扩张"属中医咯血范畴，李老认为一般用"百合固金汤"可以奏效。但亦见有木火刑金之证，外无风邪侵袭，内有肝肾不足、水不涵木之象。治肝风上扰之证，以滋水涵木，李老经验方为"滋肾清肝汤"，加花蕊石疗效显著。李老认为咯血不止者多属肝胃火炎，灼伤阳络而迫血妄行，可用唐容川的清阳宁血汤。其辨证要点为咯血不止、口臭、色鲜红、脉弦数、关脉尤显，为肝胃火亢。若见咳嗽不爽而后咯血者，为肺燥伤阴，应以清燥润肺止血法治之，可用清燥和血汤治疗。李老认为，当肺病及下，伤及脾胃，子病及母而咳喘时，当用培土生金法以培其生化之源，痰湿亦化，标本同治，常用"六君子汤"合"二陈汤"加味，或"苏子降气汤"加味；肺肾阴虚者用麦味地黄丸加玉竹；肺肾气虚，肾不纳气者用"金匮肾气汤"加冬虫夏草、巴戟天、五味子。李老认为，防治老年病，肺系疾病的防治很重要，因为肺卫受损是百病之母，是老年人发病的第一关，也是老年人发病的主要原因之一。如老年性肺炎多由外邪诱发，有的见发热，但也有不发热者，无其他症状者，或只见嗜睡，这是很危险的现象，应及时治疗。在肺炎恢复期，应以扶正健脾、润肺养阴来调整人体阴阳，使其平衡。李老强调的以预防为主的原则是防老年病的关键。在本书玉屏风散的应用病案中，也贯穿着预防为主、扶本祛邪的原则。

（二）消化系统疾病

1. 胃窦炎、胃脘痛治验

李某，男，72 岁，1983 年 5 月 6 日初诊。患者胃脘疼痛，反复发作已十余年，西医西药治疗未见好转。经某医院胃镜、X 线、钡餐透视确诊为"慢性胃炎"。诊时胃脘疼痛，入夜疼痛较剧，食后脘胀，胸胁堵闷，呕恶纳少，胀满，无矢气、嗳气，大便干燥，脉弦滑，舌苔白腻，剑突下疼痛，便结 3 日未行，夜寐不安。此属肝郁犯胃，胃失和降之证，用疏肝和胃、理气止痛法治之。处方：全瓜蒌15g，砂仁（后下）5g，檀香（后下）5g，丹参15g，厚朴5g，枳实 10g，白术 10g，香附 10g，川楝子 10g，延胡索10g，柴胡 5g，白芍 10g，清半夏 10g，服 3 剂。水煎服，每次服 50ml。

二诊：仍隐痛胁胀，剑突下疼。前方服3剂，夜间脘痛减轻，胀亦减，大便通畅。原方加乌药5g，再服7剂。

三诊：疼痛已止，食欲增进，夜寐转安，舌苔薄白，脉转弦缓，肝胃已转调和，胃和则卧亦安。处方：当归10g，白芍10g，清半夏10g，陈皮5g，茯神10g，炒枣仁10g，厚朴花5g，代代花5g，蔻砂仁各5g，炒苍白术各10g，红枣10g，生姜2片，7剂。服药后，胃和神安，精神振作，饮食二便如常。

【按】本案为素有胃脘痛史，因肝郁失调，胃气上逆，肝胃为病，发病较急，疼痛较剧，以四逆散、小陷胸汤、丹参饮、舒肝和胃饮化裁加减以理气宽胸止痛。随访一年病未复发，饮食正常。

2. 十二指肠球部溃疡治验

常某，女，72岁，1982年10月18日初诊。患者十余年来常常胃脘及上腹部疼痛，反复发作，每逢秋冬尤甚。近日来因精神忧郁，腹胀脘痛，泛酸，呕恶，怕冷背痛，自病后四肢不暖，疼痛而醒，得食痛减，喜热食，便溏色黑，诊其脉细弦无力，苔质淡，苔白。胃镜检查确诊为"十二指肠球部溃疡"。辨证为脾胃虚寒，肝气犯胃。治以温中散寒，行气止痛为法。处方：桂枝10g，白芍30g，干姜5g，党参15g，黄芪15g，当归10g，炙甘草5g，蔻砂仁（后下）各5g，红枣10g，煅瓦楞子15g，半夏曲10g，服7剂。

复诊：患者服药后，自觉夜间疼痛消失，四肢感温，胃仍怕冷，泛酸减少，大便成行。病情延久，调理2月余，痊愈。又原方配制成丸药，每至入冬前服用，温中健脾、理气消胀，缓图功效。随访一年，病未复发。

【按】本案为中焦虚寒而致中阳不振，寒邪偏重，常用黄芪建中汤、当归建中汤化裁治疗，疗效很好。用干姜温中力强、疗效快。亦常用瓦楞子、半夏曲配伍，半夏曲可燥湿化痰、降逆止呕、消痞散结；瓦楞子和胃止酸、散瘀定痛，也有化痰软坚之功效，二药配伍应用，能清降、化燥。

3. 胃溃疡治验

宋某，男，71岁，1986年5月6日初诊。患者有胃病史，十余年来胃脘隐痛、堵满胸闷，钡餐造影检查确诊为"胃溃疡"，中西药常服，久未痊愈。诊时胸闷胁胀、胃脘疼痛、泛酸口苦、嗳气不舒、脘痛喜按、失眠烦躁、神疲纳少、唇淡红、便黑而干、舌质淡红、苔薄白根腻、脉细沉小弦无力。大便潜血（＋）；钡餐造影：胃溃疡，胃小弯有壁龛；胃镜检查：胃小弯有僵直新生物，可疑癌变，并动员外科手术治疗。患者及家属拒绝手术治疗。西医诊断：胃溃疡，可疑癌变。病久脾胃虚弱，势必气滞血瘀，升降失常，治用健脾和胃、活血化瘀、理气止痛法。处方：丹参20g，檀香（后下）5g，砂仁（后下）5g，全瓜蒌20g，郁金10g，乌贼骨10g，生甘草5g，乌药10g，赤白芍各10g，蒲公英10g，煅瓦楞15g，半夏曲10g，党参15g，服7剂。

二诊：服药后自觉通畅，泛酸消失，夜间疼痛减轻，仍隐痛，大便潜血（＋），原方加熟地10g、延胡索5g，减去乌贼骨、甘草。

【按】久病脾胃俱虚，胃失和降，肝失疏达；久病入络，瘀滞络阻，必痛不止。用乌贼骨配伍甘草，有止血制酸功效，禀水中之阳气，有收敛止血制酸止痛作用，但不宜久用，因无补益作用；亦用于大便潜血（＋）的病人，止血制酸作用快。血止即可停用，改以丹参饮合金铃子散加熟地等。全方以活血通络、化瘀止痛为主。熟地配诸药，养血健脾，有促进溃疡愈合之功；丹参饮合金铃子散祛瘀生新。

4. 慢性胃炎治验

孙某，女，74岁，1984年6月9日初诊。患者患慢性胃炎十余年，中西药治疗，未见疗效，特邀李老诊治。症见胃脘隐痛，两胁胀满，心悸气短，面色苍白，神疲纳呆，心烦便溏，舌质淡红，苔薄白，诊其脉沉细小弦，有冠心病史。证属肝脾双虚，脾胃受克。治宜健脾和胃，调肝止痛，化瘀活血通络。处方：党参15g，丹参15g，茯苓15g，白术10g，陈皮5g，砂仁（后下）5g，当归10g，白芍10g，红枣10g，佛手10g，木香5g，生姜2片。7剂。

二诊：服药后胃脘胀痛大减，大便成形，唯气短心悸，口咽干燥，纳食不振，脉细弦，舌苔薄白。原方加玉竹10g，再服7剂。

三诊：服药后，口咽干燥消失，精神渐爽，脘痛未作，舌苔薄白，脉细缓，大便正常。原方再守14剂，诸症皆愈。

【按】久痛入络，肝脾双虚，脾胃受克，又老年人久病必出现气阴双虚，故用归芍异功散、佛手散养肝和血。全方有养肝健脾、化瘀止痛作用。胃脘痛止，出现口咽作干，用玉竹养阴和胃而不滋腻，气阴双调，才能恢复元气，使之康复。

5. 萎缩性胃炎治验

李某，男，70岁，1986年12月16日初诊。患者十余年来患饮食不振、胃脘疼痛、心烦失眠、喜食酸、胃感灼热、消化力差、不思饮食、大便偏干、脉弦细无力、舌质嫩红、苔白少津，西药未见疗效。胃镜检查示"慢性萎缩性胃炎"。证属胃阴不足，久病入络，中焦郁热所致。以养阴和胃，化瘀通络治疗。处方为"养胃通络汤"（经验方）：北沙参15g，石斛10g，白术10g，炒山楂10g，当归10g，白芍 15g，云苓 15g，郁金 10g，佩兰 10g，代代花 5g，乌梅 5g，女贞子 10g，黄精 10g，7 剂，水煎服。

二诊：服药 7 剂，原方再守 21 剂，诸症无恙，自诉胃灼热消失，脘痛减轻，食欲好转，嘱隔日服药 1 剂调理。2 个月恢复健康。

【按】《素问·水热穴论》云："肾者胃之关。"景岳曰："胃为五脏六腑之海，关之为义，操比门锁钥之柄，凡一身元气消长，约束有赖。"

脾胃为后天之本，肾为先天之本，又为诸阴液之本，后天之胃赖先天元肾得以生化，而先天之肾，亦赖后天之胃得以荣养。今肾阴不足，不能相济于胃，胃失和降，所致胃阴虚损而变生诸证，故不可独养胃之阴。养胃通络汤之用意，在于女贞子、黄精以补肾益阴，胃阴尤得以养，升降正常则诸证无恙。此方对治疗胃肾阴虚所致之胃灼热、喜饮酸物、脘痛咽干之慢性萎缩性胃炎、浅表性胃炎等病证有特效。

6. 膈肌痉挛治验

茅某，男，80 岁，1992 年 12 月 11 日初诊。患者两周来，呃逆不止，曾针灸，又服西药，未见好转，特邀会诊。诊时呃逆频繁不止，胸闷胁胀，口臭口苦，脘腹满闷，便秘，舌质淡暗，苔白腻根厚，脉象沉小弦。此为肝气上逆，痰阻中焦，胃失和降。治则：理气降逆，化痰和胃。处方：经验方及降逆安胃汤。用药：旋覆花 10g，代赭石（布包煎）15g，丁香 5g，柿蒂 5g，姜竹茹 5g，清半夏 10g，黄连 5g，全瓜蒌 20g，炒枳壳 10g，佩兰 10g，杏仁 10g，生姜 2 片，另煎西洋参 3g 兑入，服 3 剂，水煎服。

复诊：服药 3 剂，第 2 剂药后呃逆大减，大便已通，脘腹胀满亦减，仍口苦纳呆，神疲乏力，原方又连服 3 剂，呃逆及时好转。

【按】用此方治疗呃逆、呕吐属于肝郁痰阻中州，胃失和降之证，用之有效。老年人体弱胃气虚，肝气不舒，气机阻滞，中焦夹痰，肝气上逆，胃失和降致呃逆发病。对于老年人，要用西洋参、南北沙参扶正益气养阴，丁香柿蒂温中降逆，旋覆花、代赭石、清半夏、陈皮理气降逆、和胃化痰，瓜蒌、枳壳、佩兰开胸利膈、升清化浊，少佐黄连、姜竹茹辛开苦降，疗效明显。

7. 急性肠胃炎治验

柴某，男，71 岁，1992 年 7 月 24 日初诊。患者因饮食不慎，又受暑湿外邪，昨晚突发腹泻 5～6 次，曾自服黄连素，未见好转，求中医诊治。诊见腹泻、水样便、脘痛、食后即泻、纳呆恶心、无里急后重、肠鸣腹胀、四肢欠温、神疲无力、喜暖、舌苔薄腻、脉濡细。既往史：浅表性胃炎。常规检查大便：色黄便稀，未见异常。辨证：脾胃不和，运化失常，饮食伤及肠胃，湿浊内停，肠间热阻。治以调和脾胃，和中化湿，清肠化浊。处方：藿香梗各 10g，炒薏苡仁 15g，炒扁豆 10g，炒陈皮 5g，焦楂炭 10g，茯苓 10g，通草 3g，泽泻 10g，3 剂。

复诊：服药 3 剂，腹泻已止，腹胀纳少，神疲乏力，又以香砂六君加大腹皮 10g，3 剂获愈。

【按】老年人脾胃运化功能不足，又因暑湿季节饮食不慎，感受外邪，内伤脾胃，升降失常，湿邪留于肠间。故先以藿香、佩兰、川连、木香芳香化浊、清肠祛热；配扁豆、苍白术、薏苡仁、陈皮、茯苓、焦楂等健脾和胃；佐通草、泽泻以通利小便、分清化浊。对于老年人急性肠胃炎，切不可妄投大剂伤阴或滋腻药物，分量要适中，否则易导致伤阴液或阻滞之证，病情易转化。所以要治以芳香化浊、分清化浊、和中化湿。待泻止浊化后，常出现腹胀肠鸣现象，是胃肠气机不畅，加大腹皮消胀理气。善后用扶正健脾和胃法，以香砂六君汤加大腹皮调理，疗效好。

8. 迁延性肝炎治验

周某，男，73 岁，外籍专家，1990 年 11 月 16 日初诊。患者患迁延性肝炎 3 年，至今未愈。后腹胀胁痛，面色黯无光泽，失眠，腰酸腿软，胸闷纳少，恶心口苦，便溏尿黄，心烦，关脉弦滑无力，舌质暗，苔白腻。此为病久肝脾不足，湿困中州，气郁不展。先以经验方"肝舒汤"治疗，以健脾疏肝理气止痛。用药：党参 20g，红枣 10g，柴胡 10g，炒苍白术各 10g，青陈皮各 10g，佛手 10g，板蓝根 15g，茵陈 15g，丹参 20g，土茯苓 15g，藿香 10g，炒神曲 10g，生姜 2 片，服 7 剂。

二诊：服药 7 剂，胁痛减轻、苔腻见退，原方又进 7 剂。

三诊：服药后，胁痛基本消失，舌苔退净，舌质暗亦稍减，脉弦缓。复查肝功能，均恢复正常。病有转机，用养肝脾、益肾通络法，恢复根本，巩固疗效。处方：经验方"养肝汤"。用党参 20g，枸杞子 10g，炒白术 10g，当归 10g，白芍 15g，川楝子 10g，生熟地各 10g，黄精 10g，丹参 20g，红枣 10g，生姜 2 片。原方调理 2 个月，彻底康复。

【按】此方为治疗老年人慢性肝炎及肝炎恢复期的有效方。老年人素体本虚，运化无力，故难以速愈，迁延日久，必伤及肝、脾、肾三脏。先用"肝舒汤"，以党参、丹参（二参汤）扶正、活血化瘀，苍白术、藿香、柴胡、青陈皮、佛手、炒神曲以健脾化湿、舒理气机，茵陈、土茯苓、板蓝根以清热解毒，使湿浊分化之，并迅速使肝功能恢复正常；再以"养肝汤"养肝和血、健脾益肾，以便于正气恢复。

养肝汤以一贯煎加味，意在滋补肝肾，尤善在黄精，用之填精益肾、和血养肝、滋养肝脾，以增强体质、促进康复。

9. 慢性胆囊炎治验

宋某，男，76 岁，1991 年 12 月 20 日初诊。患者 8 年前患胆囊炎、胆结石反复发作，久治未愈，家属拒绝手术。今就诊治疗，胃脘连及右胁疼痛，右肩背痛，腹胀纳呆，呕恶欲吐，无矢气、嗳气，恶心，口苦纳呆，面色暗滞，神疲乏力，大便不通，小便黄赤，舌苔黄白而薄腻，脉弦小数。B 超检查诊断为慢性胆囊炎、胆石症。脉证合参辨为肝胆失于疏泄，湿热蕴结，横逆犯胃。用舒利肝胆，清热利湿，调和脾胃法治疗。处方用经验方"利胆排石汤"：金钱草 30g，茵陈 20g，郁金 10g，香附 10g，赤白芍各 10g，木香 5g，柴胡 10g，黄芩 10g，川军炭 5g，清半夏 10g，陈皮 10g，鸡内金 10g，连服 7 剂。

二诊：食欲欠佳，胁痛减轻，大便通畅，食后腹胀嗳气。守原方加大腹皮 10g、莱菔子 10g，再服 7 剂。

三诊：胁痛腹胀基本消失，食欲渐增，偶有背痛，脉转弦缓，舌苔薄白。原方减去茵陈，加北沙参 10g、炒三仙 30g，调治月余，诸症消失。

【按】本案为肝胆郁滞，湿热蕴结，脾胃运化失司，湿困中阻，故苔腻、小便黄赤、大便不通；肝胆气滞，脾胃升降失常而胁痛腹满、口苦纳呆、呕恶欲吐。"利胆排石汤"是以二香白郁汤合小柴胡汤，川军炭通腑力缓，适用于老年人清热利胆，待痛止、诸症好转后出现背痛，故加沙参益气养阴，又原方减茵陈。

10. 慢性结肠炎治验

郭某，女，70 岁，1992 年 12 月初诊。患者患慢性结肠炎已 8 年余，大便溏泻，每日 5 ~ 6 次，经常服用黄连素等未见转好。晨起即登厕，腰腿酸软，脉沉细，腹胀怕冷，泻后痛减，面色无华，舌质淡红，苔薄腻。大便常规未见异常。经钡剂灌肠、X线摄片检查，诊断为慢性结肠炎。脉证合参为脾肾双虚，命门火衰。用温中健脾，补肾化湿法治疗。处方：经验方"温中益肾汤"。补骨脂10g，肉豆蔻5g，淡附片5g，干姜炭5g，炒苍白术各10g，五味子5g，乌药5g，炒薏苡仁15g，党参10g，茯苓20g，焦楂炭10g，诃子肉6g，肉桂3g，服7剂。禁食生冷油腻。

二诊：服药后，腹痛止，大便转为日行2～3次，腹仍觉冷，肠鸣，原方再守7剂。

三诊：服药后大便成形，腹未痛，面色好转，胃纳增加，脉弦细，舌苔薄白，精神渐振。原方配制成丸药，服后诸症皆愈。

【按】本案病延已久，伤及脾胃，中焦阳虚，运化失司，命门火衰；脾胃生化之源虚冷，水谷失其腐熟。用温中益肾汤以温中、壮命门之火、化湿健脾。以其力较强，每见此证，均可获速效。对慢性腹泻、结肠炎久治不愈者均有良效。

11. 慢性阑尾炎治验

宋某，男，74岁，1986年6月8日初诊。患者右侧少腹疼痛，大便干燥，诊断为"慢性阑尾炎"，建议外科手术治疗，因年老不愿手术，投中医治疗。诊时，患者右侧少腹疼痛，右腿引曲，腹胀恶心，无矢气、嗳气，大便秘结，脉弦数，舌苔白根略腻。予大黄牡丹皮汤合薏苡败酱汤加减。处方：川军炭5g，丹皮10g，桃仁10g，败酱草30g，瓜蒌30g，生薏苡仁30g，冬瓜仁20g，赤芍15g，甘草5g，延胡索10g，乌药10g，服7剂。

二诊：服药后，腹痛明显减轻，右腿可屈伸，恶心消失，唯腹胀，食后腹隐痛，纳少，脉转细小弦，腻苔已去，大便仍欠畅，原方再进7剂。

三诊：服药后，腹痛消失，纳食增进，矢气常转，右腿伸展，精神爽健，脉弦缓，舌苔正常，大便通畅。热毒壅阻血滞已清化，方不久用，转投当归芍药散调理善后。处方：当归10g，白芍15g，川芎15g，白术10g，茯苓10g，泽泻15g，7剂。诸痛消失。

【按】老年慢性阑尾炎，拒绝手术者较常见，用大黄牡丹皮汤、薏苡败酱汤治疗，当然是常法；恢复期用当归芍药散调理，疗效很理想。当归芍药散虽出自《金匮要略》"妇人怀娠，腹中疗痛"，临床常见脐周拘挛，或上连胁肋及胸，按之非块状，如有物，腹鸣腹胀，挛急疼痛难忍状，乃为水与血之凝滞，亦可用当归芍药散。重用白芍以解挛急，茯苓、白术、泽泻健脾燥湿、通利水气，当归、川芎、白芍养血和血、舒展气机，使血瘀行化、水滞得通，所以并非仅妇科应用。此方临床应用广泛，疗效可靠。

12. 脂肪肝治验

姜某，女，64岁，1982年7月12日初诊。患者两年前患慢性肝炎，经过中西药治疗，自己加强营养，不敢活动，久卧于床，渐发胖。近半年来，体重增加，现77kg，腹胁作胀，眩晕胸闷，自觉身体沉重，大便量少干燥，4～5日不行，脉弦细滑，舌质暗红，苔腻。肝活检：肝细胞脂肪浸润。确诊为脂肪肝。证属痰湿络阻，气滞不畅。用健脾理气、化痰通络法治疗。处方用"祛脂舒肝汤"（经验方）：青陈皮各10g，郁金10g，丹参20g，陈佛手10g，泽泻20g，茯苓皮15g，生首乌15g，清半夏10g，猪苓20g，枸杞子10g，草决明15g，生山楂15g，服7剂。嘱少食油腻，减少脂肪类食物的摄入，参加体育锻炼。

二诊：服药后，腹胁胀减，眩晕未作，原方再守。此方宜多服，共治疗两个月，体重减轻5kg，自觉身体轻健，诸症消失。又以祛脂舒肝汤配制丸药，每日早晚各服 1 丸。随访两年，身体健康，体重未增。

【按】本案患者因患肝炎，往往营养过剩，运动减少，造成脾湿不运，气机失于条达，痰湿阻络，久之体渐胖；体重增加，反而全身无力，懒于活动，脘腹作胀，胸痞闷；气机壅滞，则出现胁痛。李老每用祛脂舒肝汤治愈许多例患者。方中青陈皮、半夏、云苓、苍白术燥湿健脾，郁金、丹参、佛手舒达气机、利湿通调水道，枸杞子、生首乌、生山楂、草决明有护肝降脂作用，临床疗效甚为理想。

13. 肝硬化腹水治验

韩某，男，69 岁，1982 年 6 月 18 日初诊。患者于 1979 年患"黄疸型肝炎"，曾住院，经中西药治疗已痊愈。脘腹作胀，下肢肿，常自服助消化药，仍未好转。近 3 个月来病情加重，腹胀加重，面目浮肿，下肢浮肿作胀，小便少，大便溏，脉沉弦细无力，舌质暗红，苔薄白，边有齿痕，面色萎黄，巩膜轻度黄染，皮肤有蜘蛛痣，腹围 95cm，腹膨隆，腹壁静脉曲张，有腹水征，移动性浊音（＋），未触及肝脾，下肢凹陷性水肿。肝功能：白蛋白 3.4g/L，球蛋白 3.4g/L，麝浊 25U，谷丙转氨酶 459U，胆红素 2.1mg/L，血小板 43×10^9/L。确认为肝硬化腹水。证属肝郁脾虚，气滞血瘀，水湿阻遏。以益气健脾、疏肝理气、祛瘀逐水法治疗。处方：生黄芪 20g，炒白术 15g，茵陈 30g，猪苓 30g，泽泻 20g，茯苓皮 20g，大腹皮 10g，黑白丑面（分冲）3g，青陈皮各 10g，鳖甲 15g，车前子（包煎）30g，郁金 10g，桂枝 4g，连服 10 剂，水煎服，每剂两煎，共煎 100ml。每次服 50ml，口服 2 次。

二诊：服药后尿量明显增多，腹围 84cm，腹胀减轻，浮肿减轻，舌质暗红，苔薄白，脉弦细无力，原方减去黑白丑，加山药 15g，再服 10 剂。

三诊：腹胀及下肢浮肿消失，巩膜黄染已退，腹围71cm,食欲渐增，精神好转。小便通畅，脉弦细缓，舌苔转白。前方减去茵陈，加党参15g、当归10g、白芍10g。

四诊：服药后，复查肝功能恢复正常，诸症痊愈。重症另配制丸药，每日早晚各服1丸，共服3个月，随访1年，病未复发。

【按】老年肝硬化腹水为正虚邪实，即本虚标实之证，这是辨证的关键。此案肝脾双虚，脾受木伐，失于健运，水湿停聚，造成本病。治疗法则以扶本为主，益气健脾、逐湿利水，以茵陈五苓散为基本方。黄芪、茵陈、茯苓皮、猪苓、泽泻、车前子清热利水；二丑通利三焦，逐水通泻力强；鳖甲、青陈皮软坚理气。待腹水消退，水湿通利后，减去二丑，加山药以增强健脾作用；待黄疸消失减茵陈，加党参、当归、白芍养血和血柔肝，丹参、郁金以活血化瘀，扶正祛邪而获愈。李老认为，肝硬化腹水属中医鼓胀范畴，属危重症。医者要掌握辨证及治疗步骤，不可一味峻攻伤其正、损其阴。扶本为治疗关键，扶正祛邪，方可挽救沉疴痼疾。治疗重症，要分清治疗层次，医者不但要辨证清楚、准确，治疗用药更是关键。根据病证的转机，分明层次，把握每一味药的舍、增，不可攻伐太过，也不可蛮补留寇，这样才能免伤正气，疗效才能提高。

14. 综述

消化系统疾病属于中医学脾胃病。李老认为，老年人常见脾胃功能运化失调。脾胃是人体气机升降的枢轴，升降正常，中焦气机顺畅。肝主疏泄，是一身气化的枢机。脾胃升降必须赖肝木条达疏泄作用，即"土得木而达"，"木赖土而荣"，肝胆与脾胃相互为用，协调平衡，疾病不生，这是指生理方面的关系。反之，脾胃升降失调、肝失疏泄，在病理上也互相影响。所以李老强调脾胃病原因不一，但均易致肝胃气机失调，所以宜从肝胃论治，以疏理肝木、调整脾胃为治疗原则。

另外，李老注重气血、寒热、虚实的辨证。大凡久病不愈，痛有定处，久痛不止，舌质暗或紫，或有瘀斑，或舌未见紫暗、未见瘀斑，但胃痛已久，久痛入络，或已见痛有定处，均可以致气滞血瘀、气虚血瘀。若湿热郁久，症见口臭苔腻，或黑或黄，均以化瘀清利湿热法治疗。不独治疗脾胃病，其他如久病不愈的慢性疾病，李老也善用活血化瘀法进行综合辨证治疗，效验。常用方：失笑散、丹参饮及当归尾、桃仁、红花、苏木、赤芍、三七等药物活血化瘀止痛。从寒热、虚实辨治：见胃脘恶寒喜暖，痛则喜按者，治以黄芪建中汤、归芪建中汤或理中汤；若见口臭口苦，但胃脘恶寒喜暖、脘腹作胀者，为肝郁化火，肝郁失疏，以四逆散、小柴胡汤、丹栀逍遥散、金铃子散加茵陈、龙胆草化裁加减；胃中寒热失调，升降失常，用半夏泻心汤。临床见胃失和降，肝郁不疏，胃痛泛酸，呕吐胁胀，则以旋覆代赭石汤合平胃散加减治疗；见肝寒气滞不疏者，以天台乌药散、金铃子散加减；见腑实不通，湿热内积者，以通腑为主，小陷胸汤合承气汤加减；见气血不足之虚证，又兼肝气郁滞者，以归芍异功散加玫瑰花、代代花、白梅花等解郁不伤正；兼气虚血瘀，以香砂六君汤合失笑散；兼胃阴不足，以石斛、百合、乌药相配，养阴而不滋腻；对腑实不通者，治以扶正通腑，以护胃气。李老善用经验方"安胃汤"，灵活加减治疗胃炎、溃疡病、肠炎，疗效显著。

李老治疗肝硬化腹水，嘱为属鼓胀范围，但有水鼓、血鼓之称，为疑难重症。在治疗上，李老认为应以急则治其标为原则，首要消胀利水。因病程较长，肝气横逆乘脾，致使肝脾失调，脾胃虚弱，久而气血瘀滞，水湿停聚形成腹水，为水气壅塞之证。此证本虚标实，不可攻伐太过，在消胀利水同时宜益气健脾胃，兼顾治疗。常用五苓散、二丑面、车前子，化气利水通泻力强；以黄芪、白术、山药、薏苡仁、太子参健脾益气扶正；茵陈、槟榔、青皮理气利湿清热；当归、白芍、丹参以养血活血化瘀。要掌握水肿消退宜减少逐水药，并增强扶肝益脾药以恢复正气，使症状消失。

（三）循环系统疾病

1. 冠状动脉粥样硬化性心脏病治验

肖某，男，73 岁，1991 年 11 月初诊。近半年频繁早搏，膺发憋，心慌失眠，腰酸，下肢浮肿。切其脉沉细有间歇，舌质嫩红，两侧有紫斑，苔薄白。心电图示：频发性室性早搏。处方为益心汤加味（经验方）：党参 20g，丹参 20g，麦冬 15g，五味子 10g，龙眼肉 10g，郁金 10g，炒远志 10g，菖蒲 10g，柏子仁 10g，瓜蒌 20g，薤白 10g，黄芪 20g，枸杞子 10g，7 剂，水煎温服。服药后，胸闷憋气见轻。原方共服 3 个月，浮肿消退，精神恢复，并能参加会议，饮食睡眠正常。复查心电图，亦恢复正常。

迟某，男，69 岁，1991 年 12 月 6 日初诊。患者左胸痛已年余，心悸气短，胸闷纳少，背沉酸痛，心烦失眠，易悸喜静，大便干燥，小便正常。检查：脉三五不调，弦虚无力，每 3～5 至出现间歇，舌质暗红少津，边有瘀斑，苔薄白腻。西医检查：眼底动脉硬化，心电图 ST 段下降。诊断为冠心病。中医辨证为胸阳不振，气滞血瘀。治则为养心安神，化瘀通痹。处方为党参 20g，丹参 20g，夜交藤 30g，炒远志 10g，柏子仁 10g，麦冬 15g，五味子 15g，龙眼肉 10g，瓜蒌 20g，郁金 10g，菖蒲 10g，薤白 10g，黄芪 20g，清半夏 10g。共服药 20 剂后诸症消失。

杨某，男，72 岁，1991 年 10 月 9 日初诊。患者患急性前间壁心梗合并频发性房早、房颤。超声心动图：广泛前壁心梗、心律失常、房颤。患者胸闷憋气，心悸，腰酸乏力，舌质暗紫，苔白，脉结。辨证为心肾双虚，气虚血瘀。治则为强心补肾，益气活血化瘀。处方：益心汤加四物汤，配枸杞子 10g、黄精 10g、首乌藤 30g、西洋参 5g，另煎兑入。共服 21 剂，诸症消失。

【按】冠心病属中医学之"胸痹"范畴。胸痹首见于《金匮要略》："胸痹，心中痞气，气结在胸，胸满，胁下逆抢心，枳实薤白桂枝汤主之。"老年冠心病较为复杂，往往兼证较多，不是单一的辨证用方能治愈的。"益心汤"是李老几十年摸索出的经验方，出现兼证时临床灵活加减。本方用于临床治疗多发性早搏、心房纤颤、冠心病等，属于气虚血瘀、胸阳痹阻型。益心汤方中党参、丹参自拟为"二参汤"，益气活血化瘀，配生脉散、黄芪，调整改善心肌代谢，增强心肌收缩力；炒远志、菖蒲为"远志汤"，伍龙眼肉、柏子仁，有健脾宁心启闭之功效；枸杞子滋阴益肾，固其根本。以上列举 3 例冠心病治验，可以窥见李老对冠心病的认识、治疗之一斑，并可学到李老自创经验方"益心汤"的运用经验。

2. 左心衰竭治验

李某，男，75 岁，1991 年 11 月 20 日初诊。患者于 10 月 10 日因心前区疼痛，胸闷憋气入院。应邀会诊。诊时，患者右胸膺憋气，视其呼吸微促，面无光泽，食欲不振，颈部不舒，状似落枕，多梦，多年来腰酸腿软，脉细结，舌质暗，苔薄白。超声心动图检查：广泛前壁心梗、心律失常、房颤。10 月 12～18 日，发生两次急性左心衰竭，之后频发房性早搏。血压 125/90mmHg。双肺底少量湿啰音。诊断为：左心衰竭，房颤，频发性房早。证属心肾双虚，气虚血瘀。应用强心补肾、活血化瘀、益气扶正法治疗。处方：党参20g，丹参20g，麦冬15g，五味子10g，瓜蒌20g，郁金10g，生黄芪20g，菖蒲根10g，当归尾10g，赤白芍各15g，黄精10g，炒远志10g，菖蒲10g，枸杞子10g，西洋参（另煎兑入）3g，服7剂，水煎温服。

二诊：服7剂后，右胸膺憋气疼痛减轻，自觉睡眠好转，颈背及腰酸楚。原方加金毛狗脊10g，连服40余剂，房早消失，精神恢复，自觉面色光泽，腰腿轻健，饮食觉香，睡眠很好，能绘画、练书法、散步，并参加社会活动，身体康健。

【按】心衰属中医学"心悸"、"怔忡"、"水肿"、"咳喘"范畴。本案因于心气虚乏，素体肾气不足，心肾失交，心血不足而起。"心主血脉，气行则血行"，因气虚则血流受阻，运行不畅，形成气虚血瘀，出现舌质暗有瘀斑、面无光泽、脉细结；心肾不足，元气虚损则出现腰腿酸软、失眠多梦等症。心衰之共性为本虚标实，以益心汤为基本方，西洋参另煎兑入以助元气恢复，故以益心汤合黄精、黄芪、枸杞子、当归、狗脊等益肾强心，恢复元气。

3. 左心衰竭合并脑血栓形成治验

茅某，男，74岁，干部，1990年7月22日初诊。患者因"左心衰竭"昏迷、高热，急诊入院。体温38.5℃，西医做气管切开，人工呼吸机辅助呼吸，血压120/80mmHg，瞳孔对光反射迟钝，口角流出粉红色液体，四肢肌张力低，反射未引出。超声心动图：广泛前壁心梗，心律失常。诊断：急性左心衰竭，脑血栓形成。李老会诊所见：患者呼吸微促，有鼾声，高热神昏，下肢浮肿，大便不通，脉数而无力。辨证为心气衰馁，痰浊阻遏清宫，血脉痹阻。急投强心补气、醒脑清热剂救之。处方：西洋参（另浓煎）10g，麦冬20g，五味子10g，茅根30g，羚羊角粉（分冲）

0.5g，急煎100g，鼻饲送药，每日2次，每次50ml。另，安宫牛黄丸2丸，每日2次，每次1丸，温开水化开，鼻饲送药。

二诊：两剂药后，患者高热下降，体温正常，神识渐清醒，血压偏低，脉三五不调，大便已通，药中病机，仍治以强心补气、醒脑升压，佐以祛瘀通脉，以冀病情不恶化。处方：西洋参（另煎兑入）10g，麦冬20g，五味子10g，升麻3g，天麻10g，茅根30g，生黄芪20g，丹参15g，羚羊角粉（分冲）0.5g，3剂，鼻饲送药，浓煎100ml，每日2次，每次50ml。另服安宫牛黄丸，每日2次，每次1丸，鼻饲送药。

三诊：3剂药后，患者呼吸均匀，神识清醒，下肢浮肿消退，已停用呼吸机，唯乏力心悸、夜寐欠安，血压已上升到150/90mmHg，脉沉细，病情有好转，仍以原方治之。

四诊：药后7剂，精神大为好转，心悸乏力略好转，原方加阿胶珠10g。服7剂。

经过月余治疗，可下地活动，心功能良好，记忆力欠佳，又以丹参饮合黄精、桑椹子、珍珠母、百合、首乌藤配方，治疗两周，获愈。

【按】本案高热昏迷，知为脑海不清。但经云"心主神明"。故醒脑清热之法，实为强心清心。方中清心用羚羊角粉，强心用生脉饮。因高热必伤津液，故方中以西洋参易人参，益气强心而不伤阴。另配安宫牛黄丸，为增其效，速收其功。最后又加益气活血通络之品以善其后。这是从本案中学到的李老的临床经验。

4. 肺源性心脏病治验

沈某，女，74岁，1991年12月初诊。患者咳喘20余年，秋冬季加重，遇冷受寒易诱发，常年服中、西药未见好转。诊时面目虚浮，下肢浮肿，胸闷憋气，咳喘痰多，不得平卧，喉间水鸡声，视其呼吸气急，脉细数，舌质暗红，苔薄白。投以苏子降气汤合瓜蒌薤白半夏汤。处方：西洋参（另煎兑入）5g，苏子10g，橘红10g，当归10g，清半夏10g，前胡10g，肉桂3g，厚朴10g，瓜蒌20g，郁金10g，薤白5g，沉鱼粉（盒中）3g，生姜6g，红枣10g，服7剂，水煎温服。

二诊：服药后，自觉舒服，呼吸通畅，喘咳减轻。原方再服14剂，喘咳基本已平，夜寐得卧，饮食增进，仍觉腰酸腿软，脉沉细，投以麦味地黄汤，30剂收效。

【按】本案因年老病久，伤及肺、脾、肾三脏，肺气不降，气机不宣，脾虚不运，痰湿不化，肾气不足，失于摄纳，出现本虚标实，上盛下虚之证。故中医学辨证以肺、脾、肾三脏俱伤去审因治疗。本案既有痰湿不化，又有胸阳不振而出现胸闷憋气喘咳，动则尤甚。喘咳加重为元气不摄纳之故，是辨证关键。用苏子降气汤合瓜蒌薤白半夏汤，加西洋参治疗，临床疗效很理想，有降肺通痹、纳肾之功效。苏子、前胡以降逆化痰，配厚补、橘红、生姜以理气化饮，配当归和血止咳；肉桂、沉香纳肾定喘，汤剂可通阳宣痹。二诊时喘咳已平、腰酸腿软乏力，故以麦味地黄汤滋补肝肾定喘，病已多年，终获痊愈。

5. 高血压性心脏病治验

陆某，男，77岁，1982年7月6日初诊。患者于6月28日因头痛憋气入院检查，胸片示心脏扩大，左心衰竭，心电图ST段及T波变化，提示心肌供血不足，眼底检查视网膜动脉硬化，血压186/100mmHg，确诊为"高血压心脏病"。会诊时，患者心悸胸闷，后脑胀痛，呼吸气急，不得平卧，下肢浮肿，面目虚浮，尿少，大便干而量少，小便不畅。治以通痹利水，平肝潜阳。处方：瓜蒌30g，郁金10g，桂枝5g，茯苓皮20g，炒白术15g，泽泻20g，猪苓

20g，白蒺藜 10g，生石决明（先煎）30g，珍珠母（先煎）30g，枸杞子 10g，西洋参（另煎兑入）3g。7 剂，水煎温服。

二诊：服药后，小便通畅，浮肿基本消退，胸憋闷减轻，血压 156/102mmHg，头痛明显减轻，原方再加炒远志 10g，菖蒲 10g，服 7 剂，又加柏子仁 10g，调理 1 月余恢复健康，随访 1 年，病未复发。

【按】本案为素体脾肾阳虚，肝阳上亢，胸阳不振，水湿停聚，杂症相兼出现。用药处方棘手，过温过凉均不妥当，立法关键在于掌握通阳不在温，而在利小便的原则。先予瓜蒌薤白半夏汤。以郁金易薤白，以防其燥，合桂枝仅用 5g 通阳宣痹，桂枝又合猪苓、茯苓、白术为五苓散以通阳、利水、健脾，化湿通痹功效强，珍珠母、生石决明、白蒺藜、枸杞子，以平肝潜阳、益肾养肝。很快使肝阳得以平，头痛消失；通阳利水以使浮肿消退，血压平稳，水湿亦化，胸阳畅振。第二步治疗，原方加炒远志、菖蒲、柏子仁，有强心益智开心窍作用。炒远志、菖蒲为远志汤，出自《圣济总录》，治久心痛，心血虚弱，心神不安；柏子仁宁心安神。诸药合用，使病获痊愈。

6. 冠心病高脂血症治验

方某，男，78 岁，干部，1982 年 8 月 10 日初诊。患者 3 年前于某院西医确诊为冠心病高脂血症，自觉胸闷憋气、头晕心惊、左胸隐痛、腹胀失眠、腰酸腿软、夜尿 4~5 次、下肢浮肿、耳鸣心烦、脉细弦无力、尺弱、舌暗、苔薄白根腻。检查胆固醇 28%，甘油三酯 317U，心电图 ST 段下降，眼底动脉硬化，血压 168/90mmHg，确诊为"冠心病高脂血症"。遂投以"通冠降脂汤"（经验方）治疗。处方：生黄芪 20g，黄精 10g，丹参 20g，炒白术 15g，生首乌 15g，生山楂 15g，荷叶 5g，泽泻 15g，枸杞子 10g，川芎 10g，红花 5g，草决明 30g，服 7 剂。

二诊：服药后，胸闷憋气明显好转，左胸痛消失，自觉排气通畅，腹部舒适，原方再服 14 剂。

三诊：服药 14 剂，胸闷憋气及腹胀已消失，自觉周身舒适轻松，下肢浮肿消退，睡眠香甜，夜尿减少到 1～2 次。药中病机，胸痹已通，血瘀渐畅，原方再守，服 21 剂，复查心电图转正常，胆固醇 222U，甘油三酯 225U，肝功能、肾功能均未见异常。

【按】现代医学认为，高脂血症是诱发冠心病的主要因素，也是老年人常患的疾病，对健康的危害很大，中医中药治疗本病，从本虚标实入手。本案素体脾肾双虚，运化失常，出现下肢浮肿、腰腿酸软、夜尿短频、眩晕腹胀等症；心阳不振，血脉痹阻，出现胸膺闷痛、心悸失眠、舌暗红等症。"通冠降脂汤"是李老多年临床有效的经验方。该方以黄芪、黄精、枸杞子、丹参、川芎、红花益气补肾、活血化瘀；生首乌、草决明、泽泻、荷叶、山楂、白术健脾降脂功效显著；炙甘草通心阳。全方能使血脉通畅、脾气健运、肾气充足，达到标本同治的疗效。

7. 病窦综合征治验

常某，女，76 岁，1986 年 10 月 24 日初诊。患者胸闷憋气数年余，西医诊断为病窦综合征。反复发作，心悸气短，憋气加重，特邀会诊。诊时见呼吸短促、胸闷憋气、心悸、面色㿠白、微咳痰少、腰腿乏力、下肢浮肿、足凉、纳呆、脉细结、舌暗苔白腻、面目虚浮、大便溏软、心界向左扩大、心律不齐。此证属肾阳不足，心阳痹阻。宜用温通心肾、活血通痹法治疗。处方：桂枝 10g，瓜蒌 30g，薤白 10g，炙甘草 5g，郁金 10g，党参 20g，麦冬 20g，五味子 5g，丹参 20g，黄精 10g，仙茅 10g，仙灵脾 10g，泽泻 20g，西洋参（另煎兑入）5g，服 7 剂。

二诊：服药 7 剂，精神渐好，胸闷憋气及心惊减轻。原方再服 7 剂。

三诊：服药后，下肢浮肿消退。主诉胸闷憋气消失，心惊气短明显好转，舌质暗减轻，苔薄白，脉弦细，未见结脉。效不更方，原方服 7 剂，心律齐，其他检查均恢复正常。

【按】治疗本病，要以中医辨证为准。但不能只见"心动悸，脉结代"，即用炙甘草汤治疗。本案素为肾阳不足，心阳痹阻，出现胸闷憋气、心悸气短、下肢浮肿、腰腿酸软、足冷等症，此为心肾阳虚、气虚血瘀，久之必伤其阴，阴阳失去平衡，往往出现虚实并见之复杂证候。治疗原则为心肾同治、气血兼顾，以温阳益气养阴、活血化瘀为法。本方以瓜蒌、薤白通心阳，生脉饮益气养阳强心，二仙汤加黄精温肾阳、强心肾、填精髓、平衡阴阳，郁金活血化瘀，泽泻通利化湿，能收到很好的疗效。

8. 风心病、心力衰竭治验

陈某，女，76 岁，1985 年 10 月 15 日初诊。患者患风心病已久，近 5 天来因发热恶寒、喘促心悸、呼吸困难而入院治疗。诊时发热畏寒，呼吸气急，不得平卧，下肢浮肿，唇紫青，失眠多梦，不思饮食，小便少，体温 38℃，脉细数有结代，舌质暗红，边有紫斑，苔腻，心尖部可听到 3 级双期杂音，两肺底部湿性啰音，心律不齐，血压 101/60mmHg。确诊为"风心病、心力衰竭"。先以清肺定喘、养心固脱治疗。处方：苏叶 5g，生石膏（先煎）20g，淡豆豉 10g，杏仁 10g，苇芦根各 20g，西洋参（另煎兑入）5g，麦冬 15g，甘草 3g，葶苈子（布包入煎）5g，红枣 10g，半夏曲 10g，服 2 剂。

二诊：服药后，热退，呼吸气促大减，可入睡。仍心悸气短胸闷，下肢浮肿，纳食欠佳，脉细而结，舌质暗，有瘀斑，苔薄白稍腻。宜强心养阴，通痹。处方为益心汤加减：西洋参（另煎兑入）5g，麦冬20g，五味子10g，龙眼肉10g，郁金10g，炒远志5g，菖蒲10g，柏子仁10g，瓜蒌20g，生黄芪20g，丹参20g，黄精15g，泽泻20g，炒枣仁15g，炙甘草5g，服7剂。

三诊：服药后，心悸气急已平，浮肿消退，饮食觉香，小便通畅，疲乏无力，未见结脉，舌质暗红减轻，瘀斑已减少，苔薄白。原方又服至28剂，诸症无恙。

【按】本案患者素体心阴虚损，肾气不足，而致心气衰馁，外感之邪袭肺，初用麻杏石甘汤，将麻黄易为豆豉，不伤其心脏，豆豉配苏叶有清热平喘肃肺作用，临床用于心脏虚弱的老年人。第二步治疗，喘平热退，治以强心养阴、滋肾活血、化瘀通痹法，以益心汤加减。黄精配制首乌滋肾养阴；去薤白以防其燥；易郁金配瓜蒌、远志、菖蒲、丹参等强心活血化瘀；柏子仁、枣仁、龙眼肉安神宁心养血；生脉散强心养阴；泽泻利水消肿。全方使元气恢复，阴液充盈，阴阳平衡，获得痊愈。

9. 综述

冠心病、肺心病、风心病、高血压性心脏病及心律失常、房颤、心力衰竭等病，属于中医学"胸痹心痛"、"真心痛"、"厥心痛"、"心悸怔忡"等范畴。《灵枢·厥病》将心痛分属五脏，揭示其病以心为主，但均与五脏相关。虚衰和失调是冠心病发展变化的重要病机。"益心汤"是李老几十年临床摸索出的有效经验方，有补气养血、强心祛瘀、通痹止痛之功效。临床以此方为基本方，灵活加减。肾虚者加仙茅、仙灵脾、杜仲；脾胃失调者加香砂六君子汤、平胃散；体胖痰湿者加二陈汤；肝阳上亢、眩晕头痛者加珍珠母、生石决明；肝肾不足者加一贯煎；水湿泛溢者加葶苈子、车前子；心肾阳虚欲脱者加附片、生牡蛎、冬虫夏草。

对于老年人心衰，应抓住其本在肾，肾气衰馁为关键。其病位虽在心，而其本在肾，下元亏损，累及肺、肾、肝、脾等脏，则出现了血流不畅、水湿停聚等症。所以李老的"益心汤"是在强心、益气、养血、活血基础上制订的，尤为重视活血化瘀的治疗法则，这也是李老治疗其他急、慢性病的辨证特点。

（四）泌尿系统疾病

1. 急性肾炎治验

张某，男，69岁，1982年7月26日初诊。诊时主诉浮肿，先始于阴囊及下肢，继波及全身，腹胀大，纳少，尿少，腹诊有移动性浊音，腹围89cm，血压170/110mmHg，蛋白（＋＋＋），红细胞5～10/HP，白细胞3～4/HP，颗粒管型2～4/HP，脉弦数，沉无力，尺弱，舌质淡红，苔黄腻。确诊为急性肾炎，属脾肾阳虚、水湿不运之证。拟以化湿、行水、理气法治疗。处方：茯苓皮20g，猪苓20g，泽泻20g，大腹皮10g，桂枝10g，汉防己10g，车前子（布包）20g，炒白术15g，桑白皮10g，冬瓜皮30g，通草3g，服7剂。

二诊：服药后阴囊部浮肿消失，面目及四肢浮肿减轻，血压150/90mmHg，尿量增多。尿常规：蛋白（＋＋＋），红细胞4～8/HP，白细胞2～3/HP。西医诊断："慢性肾炎"，"高血压"。原方服7剂。

三诊：服药7剂，腹胀大减，腹围75cm，自诉身觉舒适，唯腰酸乏力，纳食乏味。转投以扶正健脾、益肾通利之剂。处方：黄芪30g，党参15g，炒白术15g，猪苓20g，泽泻20g，桂枝10g，茯苓皮20g，汉防己10g，冬瓜子20g，熟地10g，炒杜仲15g，女贞子10g，旱莲草15g，连服28剂。

四诊：腹围 75cm；复查尿常规：蛋白（－），红细胞 1~3/HP，白细胞（－），颗粒管型（－）；血压正常。配制丸药，名为肾复康。处方：生龙齿 50g，生牡蛎 50g，生黄芪 100g，生熟地各 50g，旱莲草 50g，车前草 50g，冬葵子 50g，黄精 100g，川断 50g，山药 50g，白茅根 100g，冬瓜子 50g，黄芩 50g，丹皮 50g，茯苓 100g，杭萸肉 100g，女贞子 50g，猪苓 100g，杜仲 50g，菟丝子 50g，枸杞子 50g，党参 100g，败酱草 100g。上药共研极细末，炼蜜为丸，每丸 9g 重，每日早晚各一次，每次服一丸。禁忌：辛辣油腻之食物。

2. 肾盂肾炎治验

赵某，女，70 岁，1982 年 7 月 6 日初诊。患者发热 3 天，小便短赤频、涩痛，腰痛，小腹胀感，口干喜冷饮，大便干燥，面目虚浮，下肢浮肿。查体：体温 38.9℃。化验尿常规：蛋白（＋＋＋），红细胞 10~20/HP，白细胞 5~10/HP。脉弦滑，舌质红，苔腻白黄相兼。西医诊断："肾盂肾炎"。投以萆薢分清饮加减治疗。处方：萆薢 10g，乌药 5g，石韦 30g，金银花 30g，白茅根 30g，滑石块 30g，甘草 5g，石菖蒲 10g，泽泻 20g，旱莲草 15g，车前草 20g，通草 3g，生薏苡仁 15g，服 3 剂。

二诊：服药 3 剂，热已退，体温正常，小便涩痛好转，腰酸。原方金银花减至 15g，加旱莲草 10g，服 7 剂。

三诊：服药后腰痛减轻，尿常规正常，浮肿消失，脉转弦细。舌苔已退净，胃纳不香。以益气、健脾、和胃法治疗。处方：石韦 30g，女贞子 10g，旱莲草 10g，半夏曲 15g，炒谷麦芽各 10g，砂仁（后下）3g，炒白术 10g，茯苓 15g，党参 10g，广木香 5g，甘草 3g，姜 2 片，大枣 10g。连服 14 剂，获痊愈。

【按】本案为膀胱湿热下注，迫及血络，血热妄行，故尿短频涩痛，热蕴于下焦则溺血，治疗以清利湿热为主，通淋止血。主方以萆薢分清饮为主加减。用旱莲草、车前草配伍以益肾清利湿热而止血；合石韦、白茅根通淋止血以增强功效；薏苡仁、通草利湿且能健脾；木通对老年人应少用，易引起尿血，常用通草代之，淡渗通利疗效好。诸症渐复，再以香砂六君子汤加味以益气健脾和胃，辅佐益肾通淋药而收功。

3. 急性尿潴留治验

高某，男，81 岁，1982 年 12 月 6 日初诊。西医确诊为"前列腺肥大，尿潴留"，经过西医行插管导尿，仍排尿困难，小腹胀痛，准备做"膀胱造瘘术"，家属及患者拒绝手术。诊时下腹胀满，小便点滴不下，尿道灼热而痛，口咽作干，腹鼓胀甚，下肢浮肿，脉弦略数，舌质淡红，苔白腻。此为年老肾气亏损，水湿不化，膀胱气化不利所致。投以清化湿热、化气利水剂。处方：知母 10g，黄柏 10g，茯苓皮 30g，泽泻 20g，猪苓 20g，桂枝 10g，炒白术 10g，通草 3g，车前子（布包）30g，服 3 剂。

二诊：服药 3 剂，排尿渐畅，尿细，但尿道灼热大减，小腹胀满稍减，舌苔白腻，质淡红，脉细弦略数。原方再服 7 剂。

三诊：服药后小便已通畅，腹部舒适，纳食增进，唯口干思饮，原方加玄参 10g，连服 7 剂获愈。

【按】急性尿潴留是老年常见病，也易发生在其他病的兼症中，如脑血管疾病、高血压病、肾病等均可出现本病。本案患者年事已高，肾气虚衰，膀胱气化不利，湿热郁结膀胱，致本虚标实。治疗急以清热利湿化气、通调水道为主。厥阴肝脉络于阴器，配伍川楝子、橘核以通达气机；路路通伍通草、车前子通利九窍、化气利水。知母、黄柏在东垣《兰室秘藏》中治小便癃闭，点滴不通，下焦湿热。此案真水不足，无阴则阳无以化，故膀胱气化无力，配知母、黄柏以滋肾与膀胱，使阴气滋濡，而阳气得以自化，小便则通。

4. 膀胱癌术后治验

黄某，男，82岁，1991年11月15日初诊。患者膀胱癌术后两个月，自觉腰痛腿软，小腹胀，大便溏软，舌苔薄白而少，质淡红，脉沉细无力，气短疲倦，小腹胀满。证属术后肾气虚损，气化不利。治以滋肾清化。处方：生熟地各15g，山药15g，山萸肉10g，丹皮10g，泽泻20g，茯苓20g，益智仁10g，石韦30g，乌药10g，川断10g，黄精10g，龙葵15g。连服14剂。

二诊：服药后，腰背舒适，尿不混浊，夜尿2~3次，小腹胀减，仍神疲乏力。原方连服28剂，腰痛已愈，夜尿1~2次，精神振作，腹胀消失，饮食增进。因素有冠心病史，仍觉胸闷气短，以六味地黄汤合丹参饮为汤剂，又连服2周，诸症恢复，还可参加社会活动。

【按】患者年已80岁，肾气本不足，又经术后，元气损伤，气化无权，出现尿浑浊、腰痛腿软、夜尿多达5~6次，此乃肾气不固之表现；气机不利，小腹胀满；心肾不交，则心惊气短、神疲失眠。以六味地黄汤为主方，配伍二至汤、黄精、川断滋阴补肾；佐石韦、龙葵以清淋化湿、解毒通利，以防病情发展。待腰痛愈，尿浊化，夜尿已转1~2次，诸症渐愈时，又合用丹参饮以补养心肾、通心阳，使多年冠心病旧疾得愈。

5. 急性膀胱炎治验

胡某，女，85岁，1993年2月12日初诊。患者腰酸，尿意频频，尿后涩痛，纳呆神疲，言语低微，面色无华，大便溏软，舌苔黄腻，质淡红，脉软无力。尿常规：蛋白

（＋），红细胞 20～30/HP。证属脾肾亏虚，气化不利。治则：益肾健脾，利水通淋。处方为石韦苡仁汤：石韦 30g，炒白术 15g，砂仁（后下）3g，甘草 5g，藿香 10g，荷叶 5g，茯苓 20g，广木香 5g，党参 15g，女贞子 15g，旱莲草 10g，川断 10g，枸杞子 10g，生黄芪 15g。连服 7 剂。

二诊：服药后，腰痛明显减轻，小便通畅。尿常规：蛋白（－），红细胞 1～3/HP，精神好转。原方连服，饮食、二便正常，彻底痊愈。

【按】本案患者为高龄老人，平素脾肾双亏，膀胱气化无力，宜标本兼治，以验方"石韦苡仁汤"治之获愈。此方对于老年性膀胱炎及劳淋有效，枸杞子、川断滋养肝肾，香砂六君子汤合二至汤用之不伤正，配石韦通淋，黄芪、党参扶正益气，并可使蛋白消失。

6. 慢性前列腺炎治验

孙某，男，70 岁，1992 年 3 月 20 日初诊。主诉患慢性前列腺炎已 5 年余，会阴及睾丸处胀痛，下腹隐痛，反复发作，腰背酸楚，小便短频，尿道有灼热感，失眠心烦，头晕耳鸣，脉弦小数，舌质暗红，苔薄而腻，大便干结，神疲无力。投以滋肾清热，活血利湿剂治疗。处方：枸杞子 10g，女贞子 10g，知母 10g，黄柏 10g，败酱草 30g，蒲公英 10g，桃仁 5g，红花 5g，车前子（布包）15g，乌药 10g，瞿麦 10g，怀牛膝 10g，川楝子 5g，橘核 10g，服 7 剂。

二诊：服药后，自诉下腹痛减，矢气转舒，睾丸会阴处痛减，小便略畅，仍尿道有热感。原方再进 14 剂。

三诊：服药后尿道灼热感消失，小腹及睾丸胀痛明显减轻，基本不痛，遇劳累或情绪不佳时偶觉小腹隐痛，二便通畅，脉弦细，舌苔薄白，质暗红已减轻，精神舒畅。以原方巩固月余，诸症无恙，随访 1 年，病未复发。

【按】老年慢性前列腺炎，其特点多为肾阴亏虚，湿热内蕴，血瘀不畅，宜用滋肾清热、利湿活血通络法治疗。其用药特点是以川楝子、橘核、乌药、败酱草、蒲公英理气止痛、清热利湿，尤以川楝子、橘核、乌药直达睾丸会阴，通过厥阴经络以消胀止痛，功效显著；知母、黄柏为滋肾丸，合枸杞子、女贞子滋养肝肾以扶正，可引药下行至病所；少量桃仁、红花活血化瘀、通络散结；车前子、瞿麦通淋利湿，故能取得较好疗效。

7. 综述

沁尿系统疾病中，急性肾炎多属于中医水肿病之"风水"、"阳水"范畴，而慢性肾炎多属于中医水肿病"正水"、"石水"、"阴水"范畴，临床以水肿、蛋白尿、高血压等为特征。《景岳全书》："凡水肿等证，乃肺、脾、肾三脏相干之病。盖水为至阴，故其本在肾；水化于气，故其标在肺；水唯畏土，故其制在脾。今肺虚则气不化精而化水，脾虚则土不制水而反克，肾虚则水无所主而滥行。"说明由于肺、脾、肾三脏俱虚而失职所致。使肺不能宣化，脾不能运化，肾不能温化，三焦之气机失畅，决渎功能失常，水液升降不通利，而致使水因气闭，气因水塞，渐成肿胀。李老以诸家论点结合自己 50 余年经验，指出：肺气不宣，阳气被郁，外邪侵袭，当宣肺发表、通利三焦，用越婢汤加减治疗；脾肾阳虚，水湿泛滥，宜温脾助阳、行气利水。李老强调健脾和胃、扶脾健中为关键，临床用益气健脾化湿法使水湿从中焦而分化，与温肾利水兼治，使脾肾充足，水湿常能速去。总之，常用的汗、下、渗、清、燥、温六法，均以扶脾胃、充健中焦为主，使水湿通化，肿胀消退。老年人常见肾气不固，脾气失运，李老以健脾固肾、滋阴助阳使脾健运，则精气化生而藏于肾，肾气充足，精气不外泄则病获愈。常用方为五苓散、五皮饮、黄芪防己汤化裁，合异功散健脾化气利水；金匮肾气丸合五子衍宗丸化裁加减。方中黄芪、党参、山药、白术、黄精、茯苓、益母草健脾利湿，现代药理研究可消除蛋白尿，又助后天之脾胃；女贞子、旱莲草、车前草、白茅根、杜仲、川断等益肾填精，兼清利水湿，可消除尿中红细胞。李老自拟丸药方"肾炎康"疗效显著。

泌尿系统感染是肾盂肾炎、膀胱炎、前列腺炎的总称，属中医学"淋证"、"癃闭"范畴。以腰痛、尿频、尿急、尿痛为临床特点。本病大多由于老年人肾阴亏损，伤耗精血，而其病因主要与肺、脾、肾功能失调密切相关，多由膀胱湿热而肾虚，气化不利，水道不通而发为本病。李老指出，应以扶正滋肾佐以清热利湿法治疗，体现了"寓通于补"之妙处，多能取得佳效。

（五）神经系统疾病

1. 脑出血治验

渠某，男，76 岁，1990 年 7 月 20 日初诊。患者因高热昏迷入院，呼吸微促，有鼾声，脉弦数无力，大便不通，下肢浮肿。西医诊断为脑出血，左心衰竭。予气管切开，人工呼吸机辅助呼吸。血压 120/90mmHg，体温 38.7℃，左瞳孔 2.5mm、右瞳孔 2mm，对光反射迟钝，左口角流出粉红色液体，四肢肌张力低，反射未引出。证属痰阻清窍，治以强心补气救之。处方：西洋参（另煎兑入）10g，麦冬15g，五味子10g，白茅根30g，羚羊角粉（分冲）0.5g，急煎100ml，每次鼻饲送下 50ml，每日 2 次，2 剂，水煎服。另送服安宫牛黄丸 2 丸，分 2 次送服。

二诊：药后热退，神识略有转机，鼾声减少。原方再进 3 剂，鼻饲送服。

三诊：服药后呼吸转为均匀，鼾声消失，神识清醒，下肢浮肿消退，尚见烦躁不安、左半身无力、脉转为三五不调。以补气强心、安神醒脑通络法治疗。处方：西洋参

（另煎兑入）10g，麦冬15g，五味子10g，丹参20g，生黄芪20g，沙参10g，炒白术15g，羚羊角粉（分冲）0.25g，竹沥水（分冲）20ml，茯神20g，珍珠母30g，菖蒲5g。服7剂。

四诊：服药7剂，已停用呼吸机4天，神识渐复，心悸乏力，左半身无力，握力差，言语清楚，原方加阿胶珠10g，服药月余，能下地活动，复查心功能转为良好。继以瓜蒌薤白半夏汤、丹参饮合补阳还五汤加减，调治3个多月，康复出院。

【按】脑出血是由于老年人阴阳偏盛，气血逆乱所致，中医学称为"中风"。常因阴虚阳亢，风火交炽，痰涎壅盛而发病，表现为本虚标实，上盛下虚之证。

本案在急症抢救期，以芳香开窍、止血醒脑法治之，药用安宫牛黄丸、生脉饮合羚羊角粉、白茅根，是治疗心衰之脑出血的有效方，切勿过早用通络活血药物。待鼾声消失，为痰涎见化之象，神志清醒，乃用补气强心，佐养血通络、平肝潜阳法治疗，以补阳还五汤合瓜蒌薤白半夏汤、丹参饮化裁加减收功。

2. 脑血栓形成治验（1）

孙某，男，76岁，1989年4月11日初诊。患者眩晕，突然头痛较剧，继则言语不清，复视，左半身不利入院。诊时烦躁语謇，左半身不利，左手握力差，出现复视，大便干燥，脉滑数，舌质暗，苔黄腻。此属老年正气不足，脉络空虚，气滞血瘀，闭阻脉络。治以安脑通络，活血化瘀。投以经验方治疗。处方：生石决明（先煎）30g，白蒺藜15g，茺蔚子10g，天麻10g，丹参20g，党参20g，生黄芪20g，黄精15g，当归尾15g，郁金10g，菖蒲10g，制首乌15g，川芎10g，桑枝10g，服7剂。另服苏合香丸，每日2次，每次1丸。

二诊：服药后，头目觉清爽，精神好转，仍左半身无力，复视，大便已通。原方加谷精草 10g，鹿角霜 10g，蔓荆子 10g，密蒙花 10g，桑椹 10g，服 7 剂。

三诊：服药后，复视消失，左半身无力好转，左手握力渐恢复，烦躁失眠均好转，情绪转佳，原方再守，连服 1 个月，诸症无恙。

【按】脑血栓形成，大多因老年人元气不足，脉络空虚，或痰湿内蕴，风邪乘袭所致。治用经验方"安脑化瘀汤"。方中生石决明、白蒺藜、茺蔚子、天麻配伍，重镇平肝潜阳，兼以柔肝益肾、滋水涵木；党参甘温补中而偏于阴，黄芪甘温补气而偏于阳，二药合用，扶正补气；黄精滋阴填髓，调和五脏，配黄芪补中益气而安脏；郁金、菖蒲开窍宣痹、行气解郁；当归、川芎伍用，为佛手散，行气活血、散瘀养血；桑枝通达经络为引。全方益气养血，活血祛瘀，益肝肾，安脑髓，通脉络而使病愈。

加减：复视、上睑下垂则加鹿角霜、桑椹、谷精草、蔓荆子、密蒙花养肝明目益肾；心悸气短加党参、天麦冬、五味子强心生脉；黄精、黄芪配伍，特点是补气而不燥、养阴而不腻，但血压高时暂不用黄芪。

3. 脑血栓形成治验（2）

李某，男，71 岁，1989 年 4 月 11 日初诊。患者因大怒后突然头痛剧烈，继而言语不清，左半身不利，手不能握，肢体软弱，不能行走。诊时言语謇涩，胸闷有痰，吐之不畅，口苦心烦，头痛眩晕，左手握力差，左半身不遂，大便干燥，脉弦滑，舌质红，苔黄腻，血压 180/110mmHg。此为素为痰湿之体，湿郁化热，痰浊阻络，进而化火生风，痰阻经络发为中风偏瘫之急症。治以平肝降逆，祛痰通络。处方：生石决明 30g，钩藤（后下）10g，竹茹 5g，桑枝 30g，清半夏 10g，枳实 10g，菖蒲 10g，郁金 10g，莲子心

5g，丹参20g，陈皮5g，黄芩10g，竹沥水（分冲）20ml，服7剂。

二诊：服药7剂后，头痛眩晕消失，痰涎减少，吐之较易，血压150/90mmHg，肢体无力略好转，口苦心烦减轻，大便已通，脉弦小滑，舌质红，苔薄腻，口臭而黏。原法加以芳香化浊之品。处方：生石决明（先煎）30g，钩藤（后下）10g，姜竹茹5g，厚朴5g，橘红15g，枳实10g，莲子心5g，藿香10g，佩兰10g，清半夏10g，茯苓10g，桑枝30g，菖蒲10g，郁金10g，服7剂。

三诊：服药后，精神渐复，痰去七八，腻苔已净，左手握力增强，可自行扶手杖下地活动，饮食增进，讲话渐清楚，连服7剂。

四诊：服药后，步履稳健，语言清晰，握力增强，血压正常，痰已消除，自感头晕健忘、腰腿发凉。热痰已净，投以地黄饮子加减，以补肾开窍通络。处方：生熟地各15g，麦冬10g，山萸肉10g，山药10g，炒远志10g，五味子5g，菖蒲10g，郁金10g，肉苁蓉15g，黄精10g，丹参20g，肉桂3g，连服20剂，康复出院。

【按】本案为痰火内蕴，瘀阻经络，化火生风之证，以加味导痰汤合平肝降逆潜阳之品治疗。其血压稳定后，痰浊尚未清，故加藿香、佩兰芳香化浊。其中以菖蒲、郁金、莲子心配伍，开心窍，以治言语謇涩。痰热湿浊化净，腰胁发凉，投以地黄饮子加减，以补肾填精、开窍化瘀、通络而收功。

4. 一过性脑缺血治验

张某，男，70岁，1982年10月2日初诊。患者晨起突然头晕，肢体麻木，言语不清，约10～15分钟后消失，入院治疗。自诉头晕，肢体发麻，下肢浮肿，偶有行走向一侧倾斜现象，健忘失眠，多年腰酸胁软，脉细涩，舌质暗苔薄白。证属肝肾双虚，气虚血瘀。治以滋肾养肝，益气活血。投以益肾养肝煎（经验方）。处方：枸杞子15g，山药10g，益智仁10g，菟丝子10g，泽泻15g，制首乌20g，桑椹10g，白芍15g，白蒺藜15g，丹参20g，党参20g，服7剂。

二诊：服药后眩晕减轻，自觉精神好，余症如前。原方又连服14剂。

三诊：服药后，眩晕消失，自觉腰腿有力，饮食睡眠正常，面有光泽，二便正常，脉细弦，苔薄白。原方配制成丸药，每日2次，每次服1丸，调理2个月痊愈。

【按】本病在老年病中常见，注意非中至脏腑血脉，切忌动用正风药，反之易引病入里。特别在老年病中不可忽视，否则会出现脑梗死、心肌梗死。本案素体肝肾虚损为其本，久之而气虚血瘀。故以枸杞子、首乌、桑椹、菟丝子、白蒺藜、益智仁滋补肝肾、益智健脑；山药、白芍健脾柔肝和血；党参、丹参益气养血活血。全方滋补肝肾、健脑益智而获效。

5. 老年性痴呆治验

苏某，男，81岁，1989年4月20日初诊。患者神情呆滞，言语不清，烦躁不安，行走无力，走小碎步，大便不通，均由家属诉症状，并挽扶行走，手抖颤，舌质暗，苔厚腻，脉弦滑。脑电图检查：可见弥漫性节律紊乱，两半球散见漫波。瞳孔对光反射迟钝，皮肤见老年斑。投以"醒脑复聪汤"治疗。处方：当归10g，制首乌20g，炒远志10g，珍珠母（先煎）30g，桑椹10g，天麻10g，茺蔚子10g，菖蒲10g，钩藤（后下）10g，白蒺藜15g，炒枣仁20g，瓜蒌30g，肉苁蓉30g，川芎10g，菊花10g。

二诊：连服21剂后就诊，精神渐复，并能主动诉说病情，能正确回答医者问话，手不抖颤，大便通畅，舌腻减退，脉弦细，夜间口干，原方加玄参15g，减去肉苁蓉，连服14剂。

三诊：每天家人陪同，不用挽扶，自行慢走散步1000步，面有笑容，主动请家人读报，关心周围事情，纳食觉香，心情愉快，夜寐安宁。原方配制成丸药，每次1丸，温开水送服，以缓图功效。

【按】老年性痴呆是因为肝肾虚损，久之髓海不足，脑失濡养以致神志呆滞、脑力不足；肝肾精亏，水不涵木则肝阳上亢、肝风内动，则出现眩晕、手颤或肢颤、失眠或嗜睡；心主神明，脑力不足，思维衰退，而见神呆、表情淡漠。"醒脑复聪汤"治疗老年性痴呆、帕金森病及震颤麻痹等均有良效。本方以滋补肝肾、填精健脑为主，以治其本源，佐平肝活血、醒脑开窍以治其标，标本兼治，使其肝肾得养，脑髓得充，精神恢复。

6. 蛛网膜下腔出血治验（1）（2）

（1）杨某，男，80岁，1985年6月6日初诊。患者因剧烈头痛入院。诊时诉左半身麻木，发热，体温39℃，神疲无力，口干喜饮，大便不通，头右侧剧烈疼痛，口角发麻，欲吐，脉滑数，沉取无力，舌质暗红，苔黄腻质润。证属肾阴虚损，肝失濡润，气机阻滞，血行不畅。治以清脑醒神，滋肾柔肝，息风化瘀。处方用"清脑熄风汤"（经验方）：天麻10g，钩藤（后下）10g，葛根10g，黄芩10g，龙胆草5g，菊花10g，珍珠母30g，生地15g，天麦冬各15g，玄参15g，石斛10g，天花粉20g，茺蔚子10g，白茅根30g，羚羊角粉（分冲）0.5g，3剂。

二诊：服药后，热退，头痛减轻，精神渐振，不嗜睡，思饮食，大便已畅，口干思饮，舌苔薄白少腻，脉弦细滑。原方玄参改30g，再进7剂。另予麦冬3g，石斛3g，青果5g代茶。

三诊：服药后口干，自觉头目清爽，脉弦细，舌苔薄白。原方减去羚羊角粉、茅根，加黄精、枸杞子，养肝益肾，服14剂后，诸症痊愈，能够散步交谈、看电视，精神恢复。

（2）黄某，男，76岁，干部，1982年5月6日初诊。患者因剧烈头通，伴呕吐而收住院。经西医检查：克氏征（＋），戈登征（＋），布氏征（＋）。脑脊液检查：外观血样红色混浊，蛋白定性（＋＋＋），红细胞满视野，白细胞、糖及氯化物均基本正常。血压210/120mmHg，脉搏94次/分，呼吸20次/分，入院前3小时突然头痛，冷汗出伴恶心呕吐2次，旋即神志不清，约10多分钟清醒，言语不清。西医诊断：蛛网膜下腔出血。经西药脱水降颅压，镇静止血治疗，病情未见缓解，特邀会诊。

患者急性病容，言语不清，头痛头晕，恶心烦躁，下肢发麻，胸闷口苦，大便干燥，纳呆，精神恍惚，尿赤黄，舌质红，苔黄略有黑腻苔，脉滑数，既往有高血压史。平素每日3餐饮酒，乃为素有湿热内蕴，湿痰之体，为木旺生风化火，肝火上逆，伤及脉络，而痰湿阻络之危重症。治则：芳香开窍，平肝息风，化痰通络；佐活血化瘀。投以经验方"醒脑通化汤"。处方：生石决明（先煎）30g，珍珠母（先煎）30g，菖蒲10g，郁金10g，竹茹5g，茯苓20g，法半夏10g，陈皮10g，黄芩10g，钩藤（后下）10g，丹参20g，川芎10g，赤芍15g，枳实10g，羚羊角粉（分冲）0.5g，服3剂。

二诊：服药1剂后，头痛明显减轻，大便已通，3剂后精神好转，恶心已平，言语謇涩，烦躁好转，舌黑苔已退，转为黄薄腻苔。仍为湿浊内困，原方加藿香10g，佩兰10g，服14剂。

三诊：言语渐清晰，步履稳健，饮食增进，下肢麻木已消失，舌苔薄白，脉弦细稍滑，口略干，以原方减去莲子心，加玄参10g、沙参10g、麦冬15g。服14剂后，精神大振，活动自如，言语清晰，头目清爽，二便正常，获愈出院。

【按】前案由于肾阴不足，肝阳失潜，气机不畅，血行阻滞，为中风的一种类型。在治疗中，应防止患者陷入重度昏迷，急需醒脑开窍。"清脑熄风汤"是以天麻、钩藤、生石决明、菖根配菊花、黄芩、龙胆草、羚羊角粉以清热醒脑，茺蔚子以明目化瘀、平肝潜阳，玄参、花粉、生地、天麦冬、石斛以滋肾柔肝治其本。后用黄精、川断配伍，以益肾填精。本方临床对高血压、糖尿病、头痛疗效均较显著。

后案湿热痰蕴于内，肝木生风化火致成本病。湿痰内阻清窍，非芳香化浊不足以清脑醒神，故用"醒脑通化汤"治之取效。二案经西医诊断，同为蛛网膜下腔出血，发病于不同体质的病人，辨证治疗亦不相同，但均能获得良效，从中可以仔细体会李老之经验所在。

7. 高血压性头痛治验

李某，女，66岁，1991年12月6日初诊。患者右侧头痛两年余，长期患高血压，头痛反复发作，血压不稳定，曾服西药及中成药未见好转。诊时右侧头痛头胀，不能安眠，心烦易怒，目胀赤痛，口苦口干，思冷饮，尿黄量少，大便干燥，小便赤黄，脉弦滑，舌质红，苔白少黄欠润，血压210/110mmHg。乃为肝胆火旺，上扰清空，治以清利肝胆为法。处方：夏枯草10g，生石决明（先煎）30g，珍珠母（先煎）30g，泽泻20g，炒山栀10g，黄芩10g，柴胡15g，生地20g，首乌藤25g，杜仲10g，车前子（布包入煎）15g，羚羊角粉（分冲）0.5g，服7剂。

二诊：服药后，头痛已止，目赤珠痛消失，二便通畅，血压 160/95 mmHg，夜寐好转，脉弦细稍数，沉取尺脉无力，舌苔薄白欠润，又以杞菊地黄汤配伍珍珠母 20g、谷精草 10g、女贞子 10g，服 14 剂。

三诊：服药后，头痛目胀消失，血压正常，睡眠亦安。

【按】本案为肝胆火旺，上逆而扰清空，治以平肝潜阳、清利肝胆，以龙胆泻肝汤加减。羚羊角粉、夏枯草配伍诸药，以清热平肝潜阳。头痛止，血压正常，思其脉沉取时尺部无力，又用杞菊地黄汤配伍珍珠母、谷精草以滋养肝肾、平肝潜阳。谷精草配伍女贞子，治疗目珠胀痛或目干涩，有显著功效，宜于临证配用。

8. 血管神经性头痛治验

李某，女，60 岁，1991 年 10 月 18 日初诊。患者经常头痛，神疲懒言，恶风，过劳加重，左侧头疼痛，两目懒睁，不能久视，腰腿酸软，舌苔薄白，质淡红，脉弦，沉取无力，证属肝肾亏虚。处方：生地 15g，熟地 15g，枸杞子 10g，山萸肉 10g，泽泻 10g，菊花 10g，白芍 15g，沙白蒺藜各 15g，丹皮 10g，当归 10g，山药 10g，云苓 20g，服 10 剂。

二诊：服药后，头痛消失，自觉精力好转，腰酸减轻，恢复正常。

【按】本案为肝肾不足，血虚而不养肝，目不能久视，懒睁，以归芍地黄汤加味治疗。沙蒺藜性沉降入肾，补肾填精；白蒺藜性升，入肝经，疏通肝气。二药配伍，使升降调和，此肝肾同治，有养肝明目的作用。

9. 梅尼埃综合征治验

耿某，女，68 岁，1991 年 12 月 20 日初诊。患者两年来眩晕，双目不能睁，视物旋转，恶心呕吐，耳鸣心烦，反复发作，难愈，易怒急躁，咽堵有痰，不易吐出，舌苔薄白腻，质红，脉滑数。证属脾湿肝郁，痰浊不化，风痰上扰清窍。治以燥湿健脾，化痰清窍。处方：清半夏 10g，茯苓 20g，天麻 10g，白术 10g，秫米 15g，陈皮 10g，竹茹 5g，炒枳壳 10g，郁金 10g，菖蒲 10g，紫贝齿 15g，珍珠母（先煎）30g，白蒺藜 15g，夜交藤 30g，紫石英 15g，服 7 剂。

二诊：服药后，眩晕减轻，痰易吐出。原方连服 14 剂。

三诊：服药后，眩晕耳鸣消失，胸膈舒畅，痰浊亦化，病获痊愈。随访 2 年未复发。

【按】脾为生痰之源，脾失健运则木郁而不达，上逆清窍发为眩晕、耳鸣等症。治以温胆汤合半夏天麻白术汤，以燥湿健脾、化痰清窍；配伍珍珠母、白蒺藜以平肝潜阳、清眩晕。经过短期治疗，而达痊愈。

10. 三叉神经痛治验

宋某，男，71 岁，1991 年 11 月 22 日初诊。患者 3 年来左面颊颜面部、下额及头部疼痛，如闪电样抽痛，心烦。经神经科诊断为"三叉神经痛"，长期用中西药、针灸治疗，终难痊愈。痛时，每次持续约 8～10 分钟，饮食冷热均诱发疼痛，不能咀嚼食物，不能洗擦脸部，便秘，舌红苔薄白，脉细数。证属肝阴不足，肝郁化火，风火上扰。以养血柔肝、和络止痛法治疗。处方：川芎 10g，白芷 10g，黄芩 10g，柴胡 10g，羌活 5g，防风 5g，黄连 5g，细辛 0.5g，当归 10g，白蒺藜 15g，天麻（先煎）15g，夏枯草 10g，茺蔚子 5g，熟地 10g，服 7 剂。

二诊：服药后，疼痛时间缩短。原方再服 7 剂。

三诊：服药后，面颊及下额部、头部疼痛已消失，已不畏风，可咀嚼食物，脉转弦缓，舌苔转薄白，根少腻。原方守服 21 剂后，疼痛消失，饮食咀嚼正常。嘱原方隔日服 1 剂，巩固 1 个月。随访 1 年未复发。

【按】老年阴血素虚，肝阳化火，风火上扰清窍，而致风火攻面，循阳明胃经上窜，风火相煽，导致面颊、下额闪电样抽痛。本方以东垣之清空膏加减，川芎总攻一切头痛；羌活治足太阳膀胱经头痛；柴胡治足少阳胆经头痛；黄芩、黄连清阳明胃经之热而除湿；柴胡、黄芩通达表里、和解少阳、清肝胆之热；茺蔚子与夏枯草配伍，活血降逆、散结止痛；茺蔚子与天麻、白蒺藜配伍，通络息风。茺蔚子用量不要过大。细辛与熟地，李老常并用，治疗风湿腰痛、肾虚腰痛及血虚头痛等，均有显著疗效。

11. 坐骨神经痛治验

周某，女，72岁，1982年7月16日初诊。患者半年来右侧臀部沿右腿后至膝腘处疼痛，痛而不得转侧，步履艰难，入夜加剧，不能转侧屈伸，腿畏风寒。曾经神经科检查，诊断为"坐骨神经痛"，经针灸及止痛药治疗，未见好转。脉弦细稍数，舌苔白略腻，大便困难。证属血虚血瘀，经络痹阻。拟以养血通痹，舒展经络止痛法治疗。处方：功劳叶10g，穿山龙10g，当归尾10g，川芎10g，生熟地各10g，细辛0.5g，怀牛膝10g，桂枝10g，赤白芍各15g，威灵仙10g，桑寄生15g，杜仲10g。

二诊：连服14剂，疼痛明显减轻，可以屈伸转侧，夜可入睡，脉见缓和，舌苔薄白。病见转机，原方减穿山龙，加黄芪15g，扶正益气。服14剂，诸症痊愈。

【按】本病因老年正气不足，血虚血瘀，气血通行不畅，经络痹阻所致。方中功劳叶、威灵仙、穿山龙、怀牛膝专治坐骨神经痛，功效显著；四物汤养血和血；熟地、细辛配伍桂枝，温通经络，专治风湿诸痛及腰腿疼痛；桑寄生、杜仲，益肝肾强腰膝。疼痛渐愈，减去穿山龙、细辛，又以黄芪扶助正气。据李老经验体会：治疗风湿诸痛，四物汤必当为主，再佐以祛风散湿通络药，是"治风先治血，血行风自灭"的机理，常可达到预期效果。

12. 眩晕综合征治验

苏某，女，68岁，1991年11月29日初诊。患者两年来患"眩晕综合征"，经服西药治疗，疗效不显，眩晕脑鸣，心烦失眠，腰腿酸软，汗出心悸，少气懒言，舌质淡红，苔薄白，诊其脉沉细弦，尺脉尤弱。证属肝肾阴虚，肝阳上亢。治以滋水涵木，用平肝潜阳之"乙癸汤"。处方：灵磁石（先煎）20g，焦神曲10g，生牡蛎30g，枸杞子10g，山萸肉10g，牡丹皮10g，泽泻10g，山药10g，熟地15g，茯苓15g，菊花10g，桑椹15g，服7剂。

二诊：服药后，睡眠香甜，脑鸣减轻，汗出减少，原方连服14剂。

三诊：服药后，眩晕脑鸣消失，汗出已止，精神渐振。原方再服10剂，巩固疗效。

【按】本案肝肾阴虚为本，肝阳上亢为标，本虚标实。即《内经》"诸风掉眩，皆属于肝"之意。肝为风木之脏，体阴用阳，内寄相火，需肾水滋养。所谓滋水涵木，乃兼顾母子之脏。老年人由于肾阴不足，肾精亏损，则水不涵木；肝阴不足，则肝阳上亢，出现眩晕脑鸣或耳鸣等症。乙癸同治则眩晕可愈，经验方"乙癸汤"以杞菊地黄汤加灵磁石、珍珠母、桑椹滋肝肾、填精补髓，佐以平肝潜阳之药，功效显箸。

13 综述

神经系统疾病中，脑血栓形成、脑出血、蛛网膜下腔出血，属中医学中风范围，其中案例，多为痰浊内生，郁火生风，瘀阻脉络而致，丹溪云："……有风病者非风也，皆湿土生痰，痰生火，火生风耳。"李老多先以"加味温胆汤"治疗，以降逆化痰、开窍通络，待痰浊见清，继以"安脑化瘀汤"以益气养血、活血化瘀、安脑通络。出现兼症复视，加谷精草、密蒙花养肝明目。脑出血是由于老年人肝阳偏盛，气血逆乱所致。临床由于阴虚阳亢，风火交炽，痰涎壅盛而表现为本虚标实，上盛下虚。在急救期，李老用芳香开窍，止血醒脑法救之，以安宫牛黄丸、至宝丹、羚羊角饮治之。待神志清醒，血压稳定，唯半身不遂、言语失利、脉弦而无力、苔腻减退时，宜补气活血、化瘀通络，佐以平肝潜阳，以补阳还五汤加减。对于蛛网膜下腔出血，李老认为本病多为肾阴不足，气机失畅，血行阻滞，属于中风之一型，注意急救期要防止患者陷入重度昏迷。李老经验方"清脑熄风汤"以清脑开窍、镇痉息风为立方大法。老年痴呆病，辨证多由于肾精亏乏，不能上荣于脑，也常出现兼证，如痰浊蒙蔽清窍、肝郁脾虚、心脾不足、虚阳上亢等虚实夹杂之证。李老以经验方"醒脑复聪汤"填精补髓、醒脑开窍为治疗法则。临床经验证明，中药可逆转老年痴呆病。内伤头痛，常见头痛剧烈，反复发作，久而不愈。其病因多由于情志不畅，肝郁不达，肝郁化火，上扰清空；或痰湿内蕴，痰浊上扰；或肝肾不足，阴虚阳亢；或髓海不足，脑海空虚；或气血不足，脾肾双虚，虚阳上扰等。李老治疗本病，常用龙胆泻肝汤、天麻钩藤饮、羚羊角散。常用药为珍珠母、生石决明，配伍茺蔚子、夏枯草清肝潜阳、活血顺气；钩藤、牛膝伍用，平肝息风、清上引下；熟地、细辛、白蒺藜，滋阴通窍、平肝息风。眩晕多由于老年髓海不足，肝肾阴虚而致虚阳上亢；或气血不足，劳倦伤脾；或因痰湿之体，湿浊上泛等。李老常乙癸同治，滋补肝肾，平肝潜阳，以经验方"乙癸汤"治疗是其特点。方中用杞菊地黄汤加灵磁石、珍珠母、桑椹，以平肝潜阳、滋肾养肝、填精补髓、滋水涵木，使眩晕获愈，对老年眩晕综合征有良效。

（六）新陈代谢及血液系统疾病

1. 糖尿病治验

田某，男，80岁，1982年7月26日初诊。患者患糖尿病已10余年，口渴引饮，腰腿酸楚，步履艰难，视物昏花，目干涩，小便频数，夜尿5~6次，神疲乏力，大便干燥，脉细数无力，尺弱，舌质红，无苔少津，尿糖（＋＋＋＋），眼底动脉硬化。以滋肾养肝固摄法治疗，方用消渴汤。处方：生地50g，制首乌15g，麦冬30g，玄参30g，花粉15g，地骨皮15g，枸杞子10g，沙白蒺藜各10g，金樱子10g，山萸肉10g，西洋参（另煎兑入）5g，菟丝子10g，赤芍10g，当归10g，珍珠母（先煎）30g。另法：食疗可用淡菜、猪肘，猪肘先用开水煮过，去其油汤，再放淡菜10g，清炖，不放盐，有降血糖、尿糖作用。以此方调理2月余诸症消失，尿糖阴性，可自行散步。嘱需长期服药调理。原方配成丸药以巩固治疗。

【按】本病临床有时"三多"症状不明显，甚至无证可辨。但关键是要掌握老年性糖尿病以肾虚为本，治用消渴汤，养阴潜阳、滋肾养阴。方中生地、麦冬、玄参为增液汤主药，西洋参益气养阴，花粉、山萸肉、沙白蒺藜补肾固摄；地骨皮育阴清热，有降血糖作用。本方固摄、扶本，兼活血化瘀，用归、芍以使血脉通畅。此方应用于肾阴不足、肝阳上亢之糖尿病效佳。

2. 血小板减少性紫癜治验

方某，女，69岁，1982年6月25日初诊。患者近5天来发热，下肢及胸部出现紫斑，关节酸痛。化验：血红蛋白9.6g/L，红细胞38.6×10^9/L，白细胞14.5×10^9/L，血小板26.73×10^9/L，凝血时间2分钟。脉浮数小弦，舌质红，苔薄黄，证属毒热郁营，热迫血溢。治以清热解毒、凉血。处方：白茅根30g，紫草10g，紫花地丁10g，赤芍

15g, 生地 20g, 金银花 30g, 甘草 5g, 浮萍 10g, 连翘 15g, 茜草根 10g, 丹皮 10g, 服 7 剂。

二诊：服药后，热退，紫斑渐退，周身关节痛减轻，原方再服 7 剂。

三诊：服药后，紫斑消失。周身舒适，纳食乏味，脉细缓，苔薄白。再以健脾补肾、养阴止血法治疗。处方：党参 10g, 云苓 10g, 白术 10g, 广木香（后下）5g, 甘草 5g, 砂仁 5g, 红枣 10g, 生姜 2 片, 女贞子 10g, 旱莲草 10g, 连服 14 剂。

【按】本病属中医学"发斑"、"红疹"、"肌衄"范畴。本案内伤正气，伤及肝肾之阴；又热盛伤阴津，伤脉络，迫血妄行，血溢于外，引起出血；血瘀于肌肤，发生紫斑。第一步治疗，清热解毒、凉血止血，使阴虚内热退，脉络不受损，血不外溢而归经。白茅根、金银花、甘草、连翘、浮萍、紫花地丁，清热解毒；金银花配甘草清热解毒；牡丹皮、赤芍、赤小豆活血化瘀；茜草、紫草凉血止血。待紫癜渐消，血热已平，又以健脾滋肾止血药康复。另外，女贞子别名为冬青子，为冬至日采，与旱莲草相配伍，顺应阴阳、补肝肾、清虚热、凉血止血。待紫斑消失，又加健脾养阴药薏苡仁、白术、炒三仙、红枣以复正气，祛邪收功。本方无论治老年人血小板减少性紫癜，还是青少年、中年人紫癜，均能获得显著效果。

（七）运动系统疾病

1. 风湿热、风湿性关节炎治验

张某，男，69 岁，1982 年 7 月 6 日初诊。患者外出旅游，归来途中突然发热，四肢关节疼痛，左膝肿胀，恶寒。曾自服西药解热镇痛药，未见疗效。诊时发热 3 天，四肢关节痛胀，左膝肿胀，有灼热感，神疲乏力，咽干疼痛。检查：脉弦细滑，舌苔白腻，质红，体温 38.4℃，血沉

68mm，抗"O"800U。心电图：各导联P－R间期延长为0.29秒。证属风湿热毒，痹遏关节。宜以清热散风、化湿通络法治疗。处方：桂枝木5g，忍冬藤30g，生薏苡仁20g，白芍15g，苇芦根各30g，生石膏（先煎）30g，知母10g，怀牛膝10g，桑枝30g，威灵仙15g，独活5g，苍术10g，服7剂。

二诊：服药后，热退，膝关节痛减轻，仍以通络化湿止痛兼疏风清热法治之。处方：桂枝木5g，白芍15g，知母10g，生石膏（先煎）15g，苍术10g，独活5g，片姜黄10g，威灵仙15g，怀牛膝10g，忍冬藤30g，连服14剂后，复查血沉正常，心电图恢复正常，抗"O"正常。调理月余，随访2年，病未复发，身体健康。

【按】本案为热痹。风湿之邪外侵，患者遇劳再复，以清热化湿、宣痹通络法治疗。方以白虎加术汤、桂枝芍药知母汤加忍冬藤，以清热舒筋活络；芦、茅根清气分热，凉血利水，解毒；独活、片姜黄、威灵仙宣达上下关节，通络止痛。辨治明确，方药得法，故能速愈。

一女，75岁，1992年4月10日初诊。患者坐立不安1年余，忽而坐，忽而立，周身关节疼痛，脉沉细，舌暗苔白，昼夜难眠，神倦乏力。李老辨证为久病正虚，耗伤气血，用自拟益气通痹汤治疗。方药组成：生黄芪20g，当归尾15g，生熟地各15g，赤白芍各15g，功劳叶10g，桑枝30g，鸡血藤15g，细辛3g，威灵仙10g，桑寄生20g，首乌藤20g，甘草10g。功能益气和血。又将原方生黄芪改为100g，细辛5g，其余药量均为原来的两倍，共研细末，炼蜜为丸，每丸9g，早晚各服1次，每次服1丸，温开水送下。为巩固其效，随访5个月，未复发。

【按】周身关节痛，中医称为痹证。"风、寒、湿三气杂至，合而为痹"，此案由风寒湿邪流注于经络关节所致，但以风邪为先导，阻碍气血之运行，邪留经络，营血空虚，且久病伤络，正虚邪实，精血易耗伤。故治疗宜益气养血，扶正祛邪。并嘱：不可妄用散风搜邪药物，免伤其气血。

2. 老年肥大性脊椎炎治验

靳某，男，72岁，1982年7月12日初诊。患者8个月来经某院检查，确诊为"肥大性脊椎炎"，曾服中、西药及按摩仍未见效，现症：腰及背疼痛，痛甚如折，转侧不利，下肢屈伸不利，畏寒喜暖，疼痛而夜不能寐，坐立不宁，就诊时忽而站起，忽而坐下，稍活动时疼痛略缓，但随辄变换坐立，烦躁不安，舌质暗红，苔薄白，苔边有紫斑，脉细涩。证属寒湿外客于肾，气滞血瘀于络。治以温通化滞，益肾通络。处方：桂枝10g，当归尾15g，赤芍15g，川芎10g，威灵仙15g，怀牛膝10g，细辛0.5g，熟地15g，炒杜仲15g，川断15g，鸡血藤15g，穿山龙10g，服7剂。

二诊：服药后腰痛明显减轻，入睡安宁，仍不能久坐。原方再服7剂。

三诊：服药后腰痛消失，转侧自如；年老病情易缠绵复发，嘱其节劳保暖，饮食宜补充钙质食物。原方配制丸药，每日2次，每次1丸，随访至今，病未复发。

【按】老年性腰痛，病因繁多而复杂。腰痛有因风、寒、湿、热、痰饮、气滞、血瘀等原因引起，但均为其标证。腰为肾之府，老年性腰痛其本为肾气亏虚，因肾虚损，外邪客于肾。其标为气血瘀滞，痹阻脉络。本方以四物合威灵仙、鸡血藤、穿山龙等，养血、活血通络、化瘀止痛；细辛、熟地常配伍，以治疗肾虚腰痛、风湿腰痛、瘀血腰痛，均有实效。桂枝温通经络，杜仲、川断以益肾扶本，疗效满意。临床用本方治疗腰椎间盘脱出及腰腿疼痛均能获效。

3. 颈椎综合征治验

孙某，男，70岁，1982年6月26日初诊。患者患颈项疼痛多年，经某院检查，确诊为"颈椎综合征"。曾经理疗、按摩、牵引治疗，疗效不显，请中医诊治。患者不能伏案写字，遇劳颈部疼痛尤甚，夜晚入睡时，头颈不能转侧，手麻眩晕，脉弦，舌暗苔薄腻。经X线检查摄片：颈5～7椎体前缘唇状增生。诊断为"颈椎综合征"。属血虚津亏，经脉瘀阻之证。用养血活血，通络化瘀法治疗。处方：桂枝10g，白芍15g，炙甘草5g，当归尾10g，生黄芪15g，川芎10g，生熟地各15g，葛根10g，羌独活各5g，桑枝30g，桑寄生15g，服7剂。

复诊：自觉药后颈项有舒适感，余症如前，原方再守14剂，诸痛消失。

【按】老年人精髓不足，血虚髓少，气血亏虚，津液难以濡灌骨髓百骸。黄芪五物汤，养血益气、温通经脉，与独活合用通达肾脉；葛根通达足太阳膀胱经经气，改善脑血循环；桑枝通达四肢，利关节，活络止痛；桑寄生补益肝肾，补血通脉。此方通补兼施，止痛力强。

4. 足跟骨质增生治验

林某，女，69岁，1982年6月26日初诊。患者经某院检查摄片诊为"右足跟骨质增生"。曾经理疗、针灸治疗，疼痛不减。右足跟麻痛，晨起足跟着地痛麻甚，行走片刻略缓，足跟发凉，脉细涩，舌暗苔薄白。乃为气虚血瘀，脉络遏阻。治以益气养血，温通化瘀。处方：当归尾15g，黄芪15g，白芍15g，生熟地各15g，桂枝10g，怀牛膝10g，川芎10g，威灵仙15g，狗脊10g，功劳叶10g，服14剂，药渣熏洗患处。

二诊：连服14剂，药渣泡脚，足跟痛大减，晨起下地时足跟未痛，唯感麻胀，宗原方服21剂，后麻胀疼痛消失。

【按】本案为气虚血瘀，经脉痹阻。用黄芪桂枝五物汤、当归活血汤益气和血、温通化瘀；金狗脊、功劳叶配伍，补肝肾壮筋骨，治足膝无力，且利关节，止痛力强。本方内服、外洗收效较快。

5. 综述

运动系统疾病，常见为关节炎，有风湿性关节炎、类风湿性关节炎、肌肉风湿痛等。属于中医学"痹证"范畴，有急性发病的，也有慢性发病的。

老年性关节炎，主要由于素体阳气不足，腠理空虚，卫外不固，以致风、寒、湿邪乘虚而入，流注于经络、关节、肌肉，使气血运行不畅而成。古书分为行痹、痛痹、着痹。若风偏胜则成行痹，寒偏胜则成痛痹，湿偏胜则成着痹。《素问·痹论》："风寒湿三气杂至，合而为痹也。"而在临床上根据脉证及风、寒、湿邪偏胜不同，多见偏寒者为风寒湿痹；偏热者每因风、寒、湿邪留滞经络，蕴郁化热，而转为热痹。李老常以石膏知母桂枝汤或白虎加苍术汤加减治疗热痹。加忍冬藤、桑枝、威灵仙、赤芍，清热祛湿利关节、活血化瘀；石膏、知母清热；桂枝木疏风通络；生薏苡仁、苍术清化湿热。

风寒湿邪留经络，疼痛剧烈。气血瘀滞不畅，又寒性收引，故关节屈伸不利。李老常以经验方"痛痹汤"加减治疗，功劳叶、威灵仙、怀牛膝、穿山龙、熟地、细辛伍用，而威灵仙重用到30g，对风湿性关节炎、腰腿疼痛等病症，有养血通络、壮腰肾、强筋骨、祛风胜湿、止痛的良好效果。

二、外科疾病

1. 静脉血栓治验

高某，男，70岁，1982年6月25日初诊。因患急性阑尾炎，术后曾予大量输液，引起右下肢肿胀，不能行走，内踝大隐静脉处有硬结，疼痛，下垂痛甚，经外科诊断为"右下肢深部静脉栓塞"。脉细涩，舌质红，苔白腻。证属水湿内蕴，气滞血瘀。以化湿通络、活血化瘀法治疗。处方：生薏苡仁20g，当归尾15g，丹参20g，白芍各15g，牛膝10g，川芎10g，红花10g，苍术10g，知母10g，黄柏10g，桃仁10g，桂枝5g，泽泻20g，服14剂。

二诊：服药后，疼痛减轻，下肢肿胀消减，神疲乏力，脉细弦，苔薄白，治以燥湿健脾。处方：黄芪15g，当归15g，白芍15g，川芎10g，茯苓20g，赤芍10g，桃仁10g，红花10g，怀牛膝10g，炒白术10g，泽泻1.5g，生薏苡仁30g，丹参20g，桂枝5g，服7剂。另服：活血通脉片，每日2次，每次4片。

三诊：服药7剂，疼痛消失，行走灵活，精神恢复。原方巩固14剂痊愈。

【按】本案由于年老术后，气血运行不畅，血瘀壅滞经络，兼之大量输液而诱发，营血回流受阻，水津外溢，聚而为湿，故以桂枝芍药知母汤合二妙散配伍。生薏苡仁、泽泻清利湿热，丹参、当归、白芍、桃仁、红花活血通脉。表里之湿热得以化，经脉通达，病获痊愈。

2. 术后肠粘连治验

王某，男，69岁，1984年6月15日初诊。患者在3个月前做阑尾炎手术，术后腹胀腹痛，并畏寒喜暖，经复查，诊断为"术后肠粘连"，转中医治疗。右下腹疼痛，似牵扯样痛，腹胀，怕冷，无矢气，恶心，纳呆，便秘，脉细涩，舌质暗红，苔薄白。证属中焦虚寒，气滞血瘀。以温中散寒、活血化瘀法治疗。处方：乌药10g，广木香10g，赤白芍各15g，桂枝10g，炮姜炭5g，厚朴10g，枳实10g，炒蒲黄（布包）10g，五灵脂10g，桃仁10g，红花10g，槟榔

10g，服 7 剂。

二诊：服药后，腹胀减轻，右下腹痛减，矢气转，仍腹凉，原方再进 7 剂。

三诊：连服 7 剂，腹痛胀消失，大便通畅，食欲增进，腹凉好转，脉弦细，舌苔薄白，精神恢复。原方调理 2 周，巩固痊愈。

【按】本案因术后气虚血瘀，中焦虚寒而致气滞血流不畅。以桂枝、炮姜炭、乌药、木香温中散寒；厚朴、枳实、槟榔宽肠理气；五灵脂、炒黄蒲为失笑散，合桃仁、红花活血化瘀。本方温中有通，温中有化，使气血通畅，络脉周流，疼痛消失。

三、皮肤科疾病

1. 老年性皮肤瘙痒治验

牟某，男，85 岁，1992 年 3 月初诊。患者多年来皮肤瘙痒，反复发作，影响睡眠，心烦纳少，腹胀神疲，皮肤色暗淡，易感冒，恶风，便秘，舌质淡红少津，脉细无力。证属血虚风燥，正气不足。治以扶正益气法，养血润燥、活血祛风。处方：生黄芪 20g，防风 10g，白术 10g，当归 10g，川芎 10g，赤白芍各 10g，生熟地各 10g，地肤子 15g，白鲜皮 10g，丹参 15g，白蒺藜 10g，服 7 剂。

二诊：服药后，瘙痒减轻，入睡较安，腹胀纳少，脉细，舌质淡红，苔少，原方加健脾和胃之品。处方：生黄芪 20g，防风 10g，白术 10g，当归 10g，川芎 10g，赤白芍各 10g，生熟地各 10g，地肤子 10g，白鲜皮 10g，炒谷麦芽各 15g，生山楂 15g，白蒺藜 10g，服 7 剂。

三诊：服药后，瘙痒已止，纳食觉香，自觉身舒适，睡眠安定，精神转好，二便如常，脉细，舌苔薄白欠润。原方加麦冬 10g，恢复津液，又服 7 剂，诸症痊愈。

【按】老年瘙痒，虽不是大病，但影响睡眠、情绪，使人烦躁不安。有些是因其他疾病引起瘙痒，当辨证审因。本案因正虚血燥生风，皮肤失其营润；又老年人气血运行不周流，血易瘀滞，由于气虚而卫气不固，稍遇风邪，即感冒伤风。以玉屏风散益气扶正、固衰祛邪，以当归饮子、四物消风散加减。又配伍丹参、赤芍活血化瘀，地肤子、白蒺藜、白鲜皮养血润燥、活血祛风。瘙痒渐愈，加谷麦芽、生山楂消胀开胃健脾。胃气恢复，饮食觉香，又加麦冬恢复津液。治疗本病，注意少用散风燥烈药，以免伤损阴液，瘙痒难愈。

2. 老年带状疱疹治验

阮某，男，80岁，干部，1992年5日初诊。患者左胸胁及腰部水疱丰满，灼热疼痛，夜难入眠，口苦咽干，便秘溲赤，纳呆心烦，脉弦滑，舌质红，苔腻。乃为肝胆湿热，内蕴肌肤。投以清利肝胆、化湿止痛法。处方：龙胆草5g，赤芍10g，蒲公英15g，生地15g，紫花地丁20g，黄芩10g，柴胡10g，郁金10g，金银花30g，甘草5g，栀子10g，车前子（布包）20g，白茅根30g，服7剂。

二诊：连服7剂，水疱干燥，部分结痂，病向愈，有转机，灼热疼痛，原方再服7剂。

三诊：服药后，皮肤水疱结痂，部分脱落，疼痛大减，入睡安宁，胃纳欠佳，病渐痊愈。不宜苦寒，折伤脾胃，以香砂六君子汤加橘叶、橘络、青皮健脾和胃、利湿活络。此方有防止遗留神经性疼痛之效。

【按】带状疱疹，中医称为"缠腰火丹"或"蛇串疮"。可发生于身体任何部位，其特点为局部灼热、疼痛明显、不能入睡，治疗不当，易留下顽固神经性疼痛。治疗法则为凉血解毒；后调其本，扶助胃气。先治其标，用龙胆泻肝汤加减，清利肝胆。

四、眼科、口腔科疾病

1. 青光眼治验

张某，男，76 岁，1986 年 4 月 26 日初诊。患者患青光眼已 8 个月，两目发胀、前额胀痛、失眠多梦、心中烦乱、便秘、自觉头目不清。脉弦数，关尤显，尺无力，舌质红，苔黄腻。神经系统检查：未见异常。眼科检查：确诊为青光眼。眼压 29mmHg，血压 154/100mmHg，视力减退，不能看电视及书报。治以清肝明目、滋阴潜阳。处方：灵磁石 20g，夏枯草 10g，密蒙花 10g，生石决明（先煎）30g，谷精草 10g，黄柏 10g，玄参 10g，车前子（布包）15g，服 7 剂。

二诊：服药后，头痛未作，自觉睡眠好，原方再服 7 剂。

三诊：自觉头目清爽，目胀消失，大便通畅，口干，脉弦细，舌苔薄白。原方加生地 15g、麦冬 15g，滋阴生津，服 14 剂，诸症消失。

【按】老年青光眼，中医学认为是"绿风内障"。本案为肝郁热蕴已久，肝热上冲，兼之素体肾阴虚损，肾失蛰藏，水不涵木，木火上亢则出现双目胀痛，头晕目眩等症。治疗以滋阴潜镇、清肝明目，标本兼顾。本方以生石决明、磁石配伍，妙在生石决明入肝经，磁石入肾经，配伍后有滋肾平肝、水木相生作用；夏枯草、青葙子、谷精草以平肝明目去障；知母、黄柏清热泻相火；生地、麦冬为增液汤，使肾阴充足，肝阳得以清降，而使视力渐复，头目清爽而愈。本方降眼压有良效。

2. 视网膜出血治验

王某，男，70 岁，1982 年 7 月 6 日初诊，患者 1 个月前在某医院检查，诊断为"视网膜出血"，经治疗未见好转，投中医诊治。左眼视物模糊，眼前有黑影，头目不清，失眠心烦，脉弦细数，沉取无力，舌红苔白。眼科检查：远视力右 0.05、左 0.3，近视力右 1.2。左眼散瞳检查，黄斑部上方视网膜可见散在性新鲜出血斑，中心凹反光消失，可见附近有小块出血斑点少许。确诊为"视网膜出血（左）"。此为素体肾阴不足，肝火上逆，伤络血溢。治以滋阴降火、凉血止血。处方：生地 15g，党参 10g，麦冬 15g，白芍 5g，白茅根 30g，黄芩 10g，槐花 10g，旱莲草 15g，女贞子 15g，桑叶 10g，菊花 10g，服 7 剂。

二诊：服药后，出血已吸收，视力渐恢复，视物模糊好转，脉细弦，原方再服 7 剂。

三诊：服药后，复查眼底：左眼黄斑部附近视网膜出血已完全吸收，中心凹反光不明显。原方减去槐花、黄芩，加枸杞子 10g、菊花 10g，又服 10 剂，巩固疗效。

【按】本案因素体肾阴亏损，肝火上逆，伤络则出血，瞳神失其滋养，视物模糊、眩晕心烦等症滋生，脉弦细数、沉取无力、舌质红少津，均为肾水不足，肝阳上亢之证。治以滋肾水、养肝目、泻相火，使其阴阳相济而获愈。方中以生地、麦冬、玄参、增液汤滋水涵木；女贞子、旱莲草滋肾柔肝，并能止血；白茅根、槐花、黄芩、桑叶、菊花清肝明目，故使本病能较快得以治愈。

3. 复发性口腔溃疡治验

邬某，女，64 岁，1991 年 11 月 8 日初诊。患口腔溃疡已 10 余年，反复发作，曾服中西药，外敷"口腔薄膜"，均难见效。口腔黏膜溃疡，口唇灼痛，进食困难，口苦咽干，夜间口干更甚，喜饮，口舌干燥，长期消化不良，失眠多梦，心烦易急，手足心热，脉细数无力，便干，舌苔根腻。证属脾胃虚弱，虚火上炎。治以健脾和胃、升清降浊。处方：生薏苡仁 15g，藿香 10g，白蔻仁 5g，炒白术

10g，生山楂 10g，白蒺藜 10g，地骨皮 10g，炒枳壳 10g，天麦冬各 15g，荷叶 5g，陈皮 5g，首乌藤 30g，服 7 剂。

二诊：服药后，表面假膜消失，可以进食，守原方 7 剂。

三诊：服药后，口腔溃疡基本愈合，饮食增加，自觉口干，原方加玉竹 15g，调理 7 剂获愈。随访 1 年，病未复发。

【按】老年性慢性消化性溃疡，或长期消化不良，或迁延性肝炎，或澳抗阳性患者均常出现反复发作的口腔溃疡，往往用清热解毒之苦寒药治疗，更伤及脾胃，反使病情进展难愈。本案以调和脾胃、升清降浊法治愈。方中以生薏苡仁、白蔻仁、白术健脾和胃；生山楂、枳壳、陈皮和胃消积理气；白蒺藜、地骨皮、天麦冬清虚热、养阴润燥；白蒺藜又有通络止痛、行血祛瘀之功；荷叶、藿香芳香化浊、升清理气；首乌藤益血安神。诸药配伍，相得益彰。

五、救误治验

1. 辨苔救误

刘某，男，76 岁，干部，1982 年 10 月 6 日初诊。患者在两年前曾患"黄疸型肝炎"，曾住某医院经中西医治疗，肝功能恢复正常。近 1 年来身体疲劳，腹胀便溏，但不臭秽，呕恶纳呆，精神忧郁，舌质淡红而胖嫩，舌苔黄腻，根底浮浅，脉沉缓。经常患感冒，复查肝功能正常。前医按清利肝胆、利湿化浊方治疗。患者初服药，投之辄效，但后又复发，未能根治。特邀李老会诊，李老辨证为肝郁脾虚，湿阻气滞之证。治以健脾化湿理气法，遂以经验方"健脾温化汤"治疗。处方：太子参 10g，茯苓 20g，炒白术 10g，炒苍术 10g，广木香 5g，炒薏苡仁 15g，半夏曲

15g，蔻砂仁（后下）各 5g，香附 10g，厚朴花 5g，苏藿梗各 10g，佛手 10g，生姜 2 片，红枣 10g。服药 3 剂后，舌苔黄腻转薄腻，又继服 5 剂后，舌苔正常，脉沉缓转为弦缓，腹胀便溏已愈，精神振作，食欲增进。又继服 7 剂，诸症无恙。随访半年，患者身体健康。

【按】本病例因苦寒清化太过，反碍湿化，因而屡效屡起。其舌苔虽黄腻，但辨其根浮浅，舌质淡红胖嫩，知非热证。如为热证，则多见舌苔黄腻而根底深固，舌质或红或绛，坚敛苍老，粗糙，此为辨苔虚实之要点。

2. 辨汗救误

李某，男，74 岁，干部，1991 年 12 月 10 日初诊。患者 2 年来汗出淋漓，曾服中西药调治，未见好转。患者体胖，有高血压、冠心病史。面色暗滞，动则气短，且绵绵汗出，神倦乏力，痰多色白，脉沉细滑，舌质暗苔白。前医多用止汗药如浮小麦、麻黄根等收敛固涩药治疗，但仍汗出不止，特邀李老会诊。患者有高血压史、冠心病史，李老辨为痼疾日久，阴盛阳虚，阴乘阳位，痰湿痹阻于经络，导致气血运行不畅。遂以经验方"化瘀安源汤"治疗。处方：丹参 20g，川芎 10g，草红花 5g，草决明 30g，生龙牡各 30g，清半夏 10g，橘红 10g，茯苓 20g，赤白芍各 15g，生地 15g，玄参 15g。服 7 剂，汗止，痰亦减少，周身舒适。继服 7 剂，随访半年，诸病无恙，两年顽疾获愈。

【按】此案患者为年老体胖多痰，乃为痰湿阻滞经络，气血运行不畅之证。《血证论》曰："汗为心液，心主血脉，腠理不固，则大汗不止，治以滋阴活血、镇静潜阳，不止汗而自止矣。"前医用敛阳固表止汗法，也不全错，但未抓住瘀血痰阻经络之病根，故未能治愈。李老辨为瘀血痰阻经络，因而汗出不止，以化痰活血为治，即获效机。

六、其他病证治验

1. 耳鸣治验

赵某，男，78岁，1991年11月初诊。患者近两年来耳鸣，声如蝉，头晕目眩，腰腿乏力，心烦失眠，曾经西医检查，听力下降，未见其他异常，脉弦小数，沉取无力，舌红苔薄白。证属髓海不足，肾精虚损。治以益肾填精，滋阴潜阳。处方：灵磁石（先煎）20g，珍珠母（先煎）30g，枸杞子10g，山萸肉15g，泽泻15g，茯苓20g，生熟地各15g，怀山药10g，牡丹皮10g，菊花10g，玄参10g，桑椹15g，服7剂。

二诊：服药后眩晕耳鸣明显好转，入睡安，腰腿较前舒适，原方再服7剂。

三诊：服药后耳鸣眩晕消失，腰腿酸软好转，原方减去磁石，加黄精10g，服17剂，巩固疗效。

2. 独头摇动治验

靳某，女，64岁，1982年6月25日初诊。患者半年前因生气大怒后，阵发性震颤，时轻时重，耳鸣，失眠，右手臂亦为阵发性震颤，心情激动时更甚，心烦易怒，头晕目眩，胸胁满闷，目干涩，脉细弦，舌苔薄白。此为肝阴不足，肝风内动之证。以滋阴降逆、平肝息风治之。处方：生地15g，钩藤10g，玄参15g，麦冬15g，珍珠母（先煎）30g，天麻10g，柴胡10g，白芍15g，香附10g，炒枳壳10g，灵磁石20g，郁金15g，焦神曲15g，服7剂。

二诊：服药后，自觉心情好转，耳鸣减轻，头目舒适，睡眠好，大便通畅，原方又服7剂。

三诊：服药后，耳鸣消失，头摇动好转。处方：当归10g，白芍15g，川芎15g，生熟地各15g，麦冬15g，灵磁石20g，焦神曲10g，香附10g，柴胡10g，炒枳壳

10g，钩藤（后下）15g，连服28剂，诸症消失。

【按】老年人素体肝阴虚损，兼之情志不遂，郁怒伤肝，筋脉失养，肝风内动。《内经》云："诸风掉眩，皆属于肝。"以磁石、珍珠母、钩藤、天麻、生石决明平肝息风潜阳；玄参、生地、麦冬增其阴液；柴胡、白芍、枳壳、香附舒肝调气；当归、白芍养血荣筋，以和肝阴；焦神曲为佐，以防磁石伤胃气。全方使肝气条达，气机通畅，筋脉得养，气血调和，风息颤止而愈。

3. 老年血症治验

一老人，女，80岁，便血，1992年8月6日初诊。患者平素脾胃虚弱，纳食不香，神倦乏力，脉沉细，舌苔薄白。西医检查未发现异常。辨证为脾胃气虚，统血无权，以六君子汤加荷叶5g，炒槐米10g，阿胶珠10g，炒地榆10g，服药3剂后，便血止，继服3剂，诸症痊愈。

一老人，男，76岁，1992年7月12日初诊。患者患支气管扩张，咯血数月不愈，痰中带血，色鲜红，口干，脉细滑，舌质红，苔白欠润。李老辨为肺燥伤阴，血不归经，自拟润肺止血汤治疗。方药组成：生地20g，玄参20g，麦冬20g，炙百部10g，炙杷叶10g，白茅根30g，沙参10g，地骨皮10g，荷叶5g，茯苓20g，服药3剂后血止，又继服3剂以资巩固。随访2年，病愈身健。

【按】李老指出："治疗血证，当辨其部位，血病在上则下行，血病在下则升提，血病以上、下出血者，则治其中。"又嘱：治血先治气，治疗大出血病人，首先固脱益气，气充则血摄。遂以凉血、止血、行血法，以使血归其脉，达到止血目的。

4. 湿温病（肠伤寒）治验

患者，男，71岁，1992年7月6日初诊。因外出度假，外感风邪，高热呕吐，胸腹胀满，便溏而黏，四肢酸痛，舌苔白腻，脉濡，尿少而黄，曾服苦寒通下药物，病仍不解，请李老诊治，认为是湿温病。西医诊断为"肠伤寒"。证为苦寒攻下伤其正气，寒湿凝结，脾胃升降失司，伤津耗液。首先宜固元复津，温健脾胃，芳香退热。拟以太子参10g，炒白术10g，半夏曲15g，陈皮5g，茯苓20g，白芍10g，石斛10g，玉竹10g，麦冬10g，沙参10g，藿香梗10g，佩兰10g，厚朴花5g，谷麦芽各15g，调治月余，康复出院。

【按】李老指出：湿邪有两种变化，一可热化，二可寒化。而湿温证，半阴半阳，变化多端，而医者只知汗之、清之，以救其阴，而不明湿温多变，特别是湿盛易伤阳之变。故嘱其辨证审因，明察秋毫，不可妄用一法，方可疗效理想。因为湿温最为缠绵，变化多端。故治以芳香化浊、淡渗利湿、宣气化湿等法，不可汗、下，不可过用寒凉药、清热药。因湿邪易伤阳气，热邪易伤津液，故不可多用辛燥药。湿温病若误治，可导致危证。

5. 脾阳不升证治验

郭某，女，73岁，1992年4月16日初诊。患者素体虚弱，形寒畏风，易感冒，背冷重衣，便溏，少气懒言，脉沉细，舌质淡红，苔薄白。证属中焦虚寒，卫气不固之证，宜用健脾升阳、益气固表法治疗。处方：党参15g，柴胡5g，白术10g，防风10g，黄芪15g，白芍10g，升麻3g，炙甘草3g，当归10g，炒陈皮5g，桂枝5g，红枣15g，生姜2片，服7剂。

二诊：服药后，形寒畏风好转，身觉舒适，原方再服7剂。

三诊：服药后，食欲增加，精神好转，予金匮肾气丸、补中益气丸，每天早晚服用，早服补中益气丸1丸，晚服金匮肾气丸1丸。

【按】本案患者年老，素体脾阳不升，卫阳不固，脾胃虚弱，运化无权。治以升发脾阳、益气固表之补中益气汤、玉屏风散调治其枢机，再从先后二天入手调理脾肾，使其根本固而枢机转，则病向愈。

6. 自汗治验

张某，男，78岁。一年来自汗恶风，经常感冒，咳嗽，精神倦怠，四肢无力，腰腿酸软，少气懒言，食少口干，失眠多梦，脉沉细，舌质淡红，苔薄白少津。西医诊断为神经衰弱，服安眠药无效。证属气血双虚，卫阳不固。以益气固表、滋阴养血法治疗。处方：生黄芪30g，防风10g，白术10g，当归15g，生熟地各15g，糯稻根30g，浮小麦30g，五味子6g，桑椹10g，煅龙牡各15g，服7剂。

二诊：服药后，自汗减少，余症如前，原方再服14剂。

三诊：服药后汗止、神爽，腰腿有力，饮食睡眠香甜，愿与人谈话，脉弦细，舌苔薄白。予前方调理半日余，随访至今，从未感冒，精力充沛。

【按】老年自汗，多为气虚卫阳不固，故偶遇风寒，动辄感冒，反复发作。李老以玉屏风散益气固表，以当归六黄汤加减和阴养血，配五味子、糯稻根、浮小麦守心安神止汗。此方配伍严谨灵巧，临床常能获得显著功效。

7. 体虚感冒治验

赵某，男，78岁，1991年11月初诊。患者多年来恶风，易患感冒，近半月来感冒后不愈，自服发汗解表药，汗后不解，反致恶寒、乍寒乍热、眩晕乏力、咽干口苦、耳聋、纳呆呕恶、大便溏软、小便色黄、气短神疲、体温36.8℃、脉弦、沉取无力、舌质淡红、苔薄白稍腻。证属卫虚不固，邪入少阳。以益气固本、和解少阳法治疗。处方：生黄芪30g，白术10g，防风10g，柴胡10g，黄芩10g，

清半夏 10g, 党参 15g, 红枣 10g, 生姜 2 片, 甘草 3g, 服 7
剂。

二诊：服药 7 剂后，自诉周身舒适，精神渐振，乍寒
乍热消失，原方又进 21 剂巩固疗效，增强体质使病痊愈。

【按】老年体虚，卫气不固，以玉屏风散扶本护卫气；
邪入少阳，以小柴胡汤和解。老年人体虚，往往少遇风邪
便感冒，予解表发散药难以治愈，且犯虚虚之误。为医者，
治疗老年病当以此为借鉴。

8. 体虚久咳治验

张某，男，80 岁，1991 年 12 月初诊。患者两年来常咳
嗽无力，痰少白沫，神疲气短，经西医胸透及胸片检查，
均未见异常，偶感风寒，随即咳嗽，四季重衣，背寒喜暖，
舌质淡红，纳少神疲，苔薄白，脉沉细无力。证属卫气不
固，肺气失宣。以益气固表、宣肺止咳法治疗。处方：生
黄芪 30g, 防风 10g, 白术 10g, 炙白前 10g, 炙百部 10g,
炙紫菀 15g, 杏仁 10g, 桔梗 6g, 炒枳壳 10g, 炙款冬 10g,
炙甘草 3g, 服 7 剂。

二诊：服药后，咳嗽明显减轻，畏寒好转，原方再守
7 剂。

三诊：药后畏寒、咳嗽消失，精神好转，纳食亦香，
脉弦细，舌苔薄白。嘱以此方再服月余，随访 1 年，重衣
已去，未再感冒。

【按】本案为老年常见病，现代医学检查，往往未见异
常，但久治不愈，证属卫气不固，用玉屏风散益气固卫；
肺气失宣，久咳不愈，合止嗽散加减。方中紫菀、炙百部、
炙白前、炙款冬，以润肺止咳化痰；炙甘草性温补气，桔
梗、杏仁、枳壳，开上宣肺。全方温润和平，不寒不热，
使正气恢复，肺气宣通，咳嗽亦愈。

9. 老年腹胀治验

苏某，女，80 岁，1992 年 10 月初诊。多年来饮食乏

味，腹胀便溏，神疲气短，西医做胃镜及肛镜检查，均未见异常，汗出畏风，易感冒，舌质淡红，苔薄白，脉沉细。证属脾胃不足，卫气不固。宜以益气固表、健脾和胃法治疗。处方：生黄芪30g，白术10g，防风10g，党参15g，茯苓20g，炙甘草5g，砂仁（后下）5g，广木香3g，炒陈皮5g，清半夏10g，大枣10g，生姜2片，服7剂。

二诊：服药后，腹胀明显好转，精神渐振，大便成形，每日2次，纳食略增，再守原方7剂。

三诊：服药14剂，诸症获愈，腹胀消失，面有光泽。主诉每日撰写文章、散步，均不觉累。嘱节劳保暖。原方又调理1个月，康复无恙。

【按】本案为素体脾胃健运失司，卫气不固。以玉屏风散扶正固卫，增强免疫功能；合香砂六君子汤，益气健脾和胃。两方合用，相得益彰，屡见功效。

10. 肾病恢复期治验

韩某，男，76岁，1992年6月初诊。患者多年来患慢性肾炎，化验尿常规已恢复正常，腰痛汗出，懒于活动，面目虚浮，下肢发胀，按之不肿，易患感冒，纳少神疲，小便短频，脉沉细无力，舌淡红，苔薄白。此为肾虚精亏，正气不足。治以扶正固本、益肾填精法。处方：生黄芪30g，白术10g，防风10g，熟地15g，山萸肉10g，牡丹皮10g，泽泻15g，山药15g，茯苓20g，黄精10g，服7剂。

二诊：服药7剂，腰腿舒适，神疲好转，共服30剂，诸症痊愈，精力充沛，至今健康。

【按】李老治疗老年人慢性病恢复期，根据辨证，大多习用玉屏风散，以增强老年人的抗病能力，提高免疫功能。本案以玉屏风散益气固表扶正，六味地黄汤加黄精，填精益肾，可促进老年肾病恢复，起到保健强身作用。

以上数例为李老巧用玉屏风散的实效经验。以玉屏风散伍香砂六君子汤治疗老年体虚腹胀，玉屏风散合六味地黄汤治疗老年肾病恢复期，玉屏风散合止嗽散治疗体虚久咳不愈，玉屏风散合小柴胡汤治疗老年体虚感冒等宝贵经验，值得借鉴。

11. 癔症治验

于某，女，60岁。患者因心情欠佳，自觉咽喉堵闷不舒，似有物堵塞，自觉有咳不出、咽不下之状。经五官科检查咽喉部，未见异常。自觉有物堵，进食不畅，无吞咽困难，嗳气不舒，纳少神疲，泛酸脘胀，舌质淡红，苔白腻，脉弦沉细。证属肝气郁滞，胃失和降，痰湿壅阻。治以疏肝和胃、理气化痰。处方：姜半夏10g，厚朴10g，茯苓20g，苏叶梗各5g，代赭石（布包）20g，旋覆花（布包）10g，青陈皮各10g，乌药10g，代代花5g，陈佛手10g，生姜2片，瓜蒌20g，服7剂。

二诊：服药后，矢气常转，咽喉堵闷好转，脉弦细，舌苔薄白，质淡红，原方又服7剂，诸症无恙。

【按】本案由于情志不舒所致。肝气不舒，胃失和降，脾失健运，痰湿阻滞。本案称为"梅核气"。《金匮要略》："妇人咽中如有炙脔，半夏厚朴汤主之。"以之降逆和胃，散结化痰。本方又合四七汤、旋覆代赭汤以增强和胃降逆、疏肝理气之功效，使病获愈。

12. 慢性咽炎治验

陈某，男，67岁，干部，1982年6月25日初诊。患者患慢性咽炎2年，反复不愈，咽喉干痛，夜间口干，自己疑患糖尿病、肿瘤，但多次检查未见异常，舌质红、少津、脉细数、手足心热。辨证为肾阴不足，虚火上炎，痰湿阻膈。宜以滋阴降火、化痰利咽法治之。处方：生地20g，麦冬20g，玄参20g，玉蝴蝶5g，凤凰衣5g，牛蒡子10g，川浙贝各5g，生蛤壳10g，桔梗10g，甘草3g，蝉衣3g，服7

剂。另：藏青果 5g，麦冬 5g，胖大海 5g，代茶饮之，每日1 次，服 7 剂。

二诊：服药后，咽干堵大减，口干消失，又服 14 剂。随访半年，病未复发。

【按】本案亦属中医"梅核气"范畴，但辨证不同，本案因阴虚，虚火上炎，痰气郁阻而发病。阴虚故饮水不解渴，以增液汤合凤凰衣、玉蝴蝶、蝉衣、牛蒡子、川浙贝以滋阴增液、利咽化痰；配桔梗、甘草为"桔甘汤"，共奏滋阴利咽化痰之功。阴津充足，虚火不亢，咽喉通利，则病可获愈。

13. 化疗后白细胞减少治验

孙某，女，69 岁，1982 年 6 月 16 日初诊。患者结肠癌，术后进行化疗。经 2 次化疗后感觉头晕恶心、心悸乏力，白细胞为 2.5×10^9/L，腰背酸楚，脉沉细，舌质淡红，苔薄白，少津。证属脾胃失健，气血双虚。治以健补脾胃、养血益气。处方：黄芪 30g，黄精 15g，女贞子 10g，丹参20g，党参 20g，砂仁（后下）3g，炒白术 15g，茯苓 20g，当归 15g，熟地 15g，川芎 6g，炙甘草 5g，广木香 5g，白芍15g，女贞子 10g，生薏苡仁 20g，生山楂 15g，红枣 10g，服 14 剂。

二诊：连服 14 剂药，精神渐爽，饮食觉香，复查白细胞为 6.5×10^9/L，可继续化疗，原方连服 3 个月，在化疗过程中，白细胞未下降，顺利完成化疗疗程。

【按】本案癌症术后化疗，化学毒性伤损脾胃，使气血化生之源受损，诸症便生。治以健补脾胃、活血通络法，使其脾胃功能恢复，气血生化有源。方中六君、四物合用，以益气健脾、养血和血；黄芪、黄精、女贞子，补气扶正益精髓；丹参活血养血；红枣、生薏苡仁健脾开胃，并有抗癌消痈止血之功效。

14. 胃癌术后化疗副作用治验

陈某，男，68 岁，1985 年 6 月 10 日初诊。患者胃癌术后，化疗过程中出现恶心呕吐，不能进食，心悸气短，少气懒言，大便溏软，胸闷腹胀，面色无华，失眠多梦，脉细，舌质淡红，苔薄而腻，白细胞 3.4×10^9/L。此属正气虚损，脾胃不足。宜用益气扶正、健脾和胃法治疗。处方：党参 20g，茯苓 20g，炒白术 15g，黄精 10g，黄芪 15g，红枣 10g，广木香 5g，清半夏 10g，砂仁（后下）5g，炙甘草 5g，炒陈皮 5g，生薏苡仁 20g，共服 14 剂。

二诊：服药后精神好转，呕吐腹胀消失，纳食有增。药中病机，原方调理 3 个月，顺利保持白细胞在 7.5×10^9/L，患者面有光泽，精神爽健，饮食及二便均转正常。

【按】治疗消化道肿瘤术后诸症，重在健脾胃，以修复气血生化之源，因术后气血大伤，正气不复，故以扶正为本。切不可妄用大量苦寒药再伤及脾胃之气，使病情恶化。临床以黄芪、黄精、薏苡仁配香砂六君子汤，扶正益气、健脾和胃。其中精、苡、芪伍用，对肿瘤术后的恢复，可起到良好功效。黄芪扶正益气；黄精补中益气、滋阴填髓、调和五脏；薏苡仁甘淡，补中渗利、消肿消痈。

15. 肺癌术后化疗副作用治验

唐某，男，68 岁，1982 年 6 月 16 日初诊。患者肺癌术后，化疗过程中出现纳呆喜冷饮、胸闷发热、气短气急、神疲乏力、干咳无痰，白细胞下降为 2.7×10^9/L，血小板减少为 45.76×10^9/L，脉细数无力，舌质红少津，欠润。辨证为热毒伤阴，脾胃失调，气阴两伤。治宜扶正养阴、润肺健脾。处方：生地 15g，玄参 15g，麦冬 15g，黄芪 15g，沙参 15g，百合 15g，炙百部 10g，苇茎 30g，生薏苡仁 30g，冬瓜仁 20g，炙杷叶 15g，桃仁 5g，服 14 剂。

二诊：服药后，干咳消失，自觉津液恢复，咽干好转，呼吸舒畅，愿再进原方，服药 2 月余，复查白细胞为 $5.1 \times 10^9/L$，血小板为 $90 \times 10^9/L$，诸症恢复。

【按】肺癌术后，在配合化疗过程中，中药起着很重要的扶正作用。临床证明，用养阴润肺、扶正健脾法治疗功效显著。不但能使白细胞及血小板恢复正常，而且使人体气血充盈，精神爽健，体力恢复。肺癌术后，李老常嘱患者：每日用百合煮薏苡仁粥食，能润肺消痈健脾，以达扶正保健之目的。

七、验方集锦

1. 益心汤

组成：党参、丹参、麦冬、五味子、龙眼肉、郁金、炒远志、菖蒲、柏子仁、瓜蒌、薤白、葛根、黄芪。

功效：益气强心，化瘀通痹。

主治：胸闷心悸，气短憋气，冠心病，心房纤颤，早搏等。

2. 通冠降脂汤

组成：生黄芪、黄精、丹参、炒白术、生首乌、生山楂、荷叶、泽泻、枸杞子、川芎、红花、陈皮、甘草。

功效：益气通痹，活血化瘀。

主治：冠心病，高脂血症，胸闷气短，腹胀心烦，四肢作胀，腰腿酸痛等。

3. 安脑化瘀汤

组成：生石决明、白蒺藜、茺蔚子、天麻、当归尾、郁金、菖蒲、黄精、丹参、制首乌。

功效：安脑通络，活血化瘀。

主治：脑血栓后遗症，半身不遂，头晕目眩，复视耳鸣等。

4. 醒脑复聪汤

组成：制首乌、白蒺藜、炒远志、桑椹、珍珠母、钩藤、菖蒲、当归、川芎、赤芍、生熟地、肉苁蓉。

功效：益肾填精，醒脑开窍。

主治：肝肾亏损，健忘失眠或嗜睡，神疲乏力，肢体震颤及老年痴呆、震颤麻痹等。

5. 清脑熄风汤

组成：羚羊角粉、白茅根、天麻、钩藤、黄芩、龙胆草、生地、玄参、麦冬、茺蔚子、石斛、天花粉。

功效：清脑醒神，平肝息风。

主治：眩晕头痛，嗜睡神昏，高血压及蛛网膜下腔出血等。

6. 二金石韦汤

组成：金钱草、海金沙、石韦、萹蓄、萆薢、牛膝、川断、冬葵子、生地、滑石、甘草梢、乌药。

功效：清热利湿，通淋排石。

主治：肾结石，输尿管结石等。

7. 清肺汤

组成：炙麻黄、生石膏、杏仁、甘草、鱼腥草、苇芦根、冬瓜仁、生薏苡仁、金银花、玄参、羚羊角粉、桔梗。

功效：清肺定喘，化痰止咳。

主治：肺炎，急性支气管哮喘，急性气管炎，肺脓疡等。

8. 李氏止喘丸

组成：炙麻黄 15g，生石膏 60g，炙白前 3g，炙紫菀 30g，细辛 5g，胡桃肉 30g，海浮石 30g，苏子 15g，炙款冬 15g，五味子 15g，桔梗 30g，杏仁 30g，玉竹 30g，炙百部 15g，黄芩 30g，茯苓 30g，葶苈子 15g，清半夏 30g，炙甘草 15g，冬虫夏草 15g，远志 30g，橘红 15g。

上药共研细末，枣肉 120g 煮烂如泥，去其皮核。加炼蜜 300g，共同为丸，每丸 9g 重。每日早晚各服 1 丸，温开水送下。

9. 安络止嗽汤

组成：炙百部、炙白前、炙紫菀、炙款冬、黄芩、苏子、清半夏、白茅根、花蕊石、玄参。

功效：清肺化痰，止血宁嗽。

主治：肺热咯血，咳嗽胸痛，口舌干燥及支气管扩张等。

10. 滋肾清肝汤

组成：生地、山药、茯苓、牡丹皮、女贞子、山萸肉、玄参、麦冬、花蕊石、泽泻。

功效：滋肾清肝，养阴止血。

主治：肾阴不足、肝热上逆之咯血，腰酸乏力，神疲心烦，口干舌红，咳嗽咯血，久治不愈者及支气管扩张等。

11. 纳肾定喘汤

组成：熟地、山萸肉、冬虫夏草、茯苓、泽泻、怀山药、巴戟天、五味子。

功效：纳肾定喘。

主治：哮喘咳嗽，动则喘甚，气短胸闷，腰背酸楚，呼吸短促等。

12. 消渴汤

组成：葛根、玄参、地骨皮、花粉、沙白蒺藜、石斛、山萸肉、牡丹皮、草决明、制首乌、沙参。

功效：滋肾养阴，清肝明目。

主治：眩晕耳鸣，视物模糊，腰膝酸软，心烦易怒，善饥口渴，多饮尿频，糖尿病等。

13. 安胃汤

组成：党参、炒苍白术、茯苓、陈佛手、乌药、藿香、黄芩、郁金、半夏曲、丹参、蔻砂仁。

主治：胃痛胁胀，气短神疲，不思饮食，肝气不舒，胸闷腹胀及慢性胃炎属于肝气不舒、肝胃不和之证。

14. 润肠灵汤

组成：当归、肉苁蓉、生首乌、玄参、草决明、生地、黑芝麻、麻仁、生黄芪、白术。

功效：养血润燥，滋肾润便。

主治：老年性便秘，腰膝酸软，神疲乏力等。

15. 四仙汤

组成：仙茅、仙灵脾、焦三仙、威灵仙。

功效：补肾健脾，填精通络。

主治：肾虚腰膝疼痛，失眠早醒，多梦惊恐，肢体麻木，阳痿等。

16. 糯粉汤

组成：糯稻根、花粉、浮小麦、当归、炒枣仁、太子参、麦冬、五味子、黄芩、生地。

功效：益气养阴，宁心敛汗。

主治：老年自汗，心悸失眠，心烦口干，多梦早醒。

17. 利咽汤

组成：金莲花、藏青果、金银花、玄参、牛蒡子、麦冬、桔梗、甘草。

功效：清热养阴，润喉利膈。

主治：急慢性咽炎，喉炎，便秘，咽干口渴，胸闷及咽喉堵闷等。

18. 肾复康汤

组成：生黄芪、石韦、白茅根、党参、杜仲、川断、旱莲草、泽泻、牡丹皮、枸杞子、桑寄生、生薏苡仁、女贞子。

功效：补肾强身，健脾利湿。

主治：腰酸腿软，气短神疲，面目虚浮，下肢浮肿及慢性肾炎、肾盂肾炎等。

19. 痛痹汤

组成：功劳叶、威灵仙、怀牛膝、穿山龙、当归尾、生熟地、细辛、桑枝、羌独活、川芎、赤白芍。

功效：养血祛湿，补肾通络。

主治：风寒湿痹，风湿性关节炎，类风湿性关节炎，腰膝疼痛，顽固痹证等。

20. 热痹汤

组成：生石膏、生薏苡仁、知母、桂枝、赤白芍、忍冬藤、功劳叶、威灵仙、怀牛膝、生地、汉防己。

功效：清热通痹，利湿通络。

主治：风湿热痹，关节肿痛，发热恶寒，关节屈伸不利等。

21. 培土生金汤

组成：太子参、炒白术、砂仁、茯苓、甘草、清半夏、陈皮、生薏苡仁、冬瓜仁、麦冬。

功效：健脾益肺，化痰止咳。

主治：肺虚咳嗽，食欲不振，神疲乏力及老年肺炎恢复期。

22. 养肝汤

组成：党参、枸杞子、炒白术、当归、白芍、川楝子、生熟地、黄精、丹参、红枣、生姜。

功效：健脾养肝，滋肾补血。

主治：胁痛绵绵，食欲不振，腰背酸楚，四肢乏力及慢性肝炎恢复期等。

23. 升白汤

组成：生黄芪、黄精、丹参、党参、炒白术、茯苓、当归、熟地、川芎、赤白芍、女贞子、鸡血藤、红枣、生薏苡仁、生山楂。

功效：益气养血，补肾化瘀。

主治：头晕心悸，面色无华，不思饮食，失眠多梦，脱发及白细胞减少等。

24. 前列灵汤一号

组成：瞿麦、萆薢、车前草、旱莲草、乌药、白茅根、杜仲、川断、路路通、王不留行、生熟地、怀牛膝。

功效：清热利湿，益肾通络。

主治：下焦湿热，形体肥胖，下腹胀闷不适，小便短少，或排尿困难，前列腺肥大，前列腺炎等。

25. 前列灵汤二号

组成：生黄芪、山萸肉、补骨脂、茯苓、金樱子、肉桂、川楝子、橘核、熟地、路路通。

功效：温肾益气，化气通脉。

主治：老年前列腺炎，前列腺肥大，排尿困难，小腹胀闷不适，腰酸腿软，腰腹喜暖恶寒者。

怡

养

篇

1. 谈老年人养生保健

李老年逾古稀，面色红润，精神焕发，腰背不驼，行路轻健，记忆力很好，仍然坚持重要保健工作，坚持门诊、病房及抢救任务，社会工作也很多。李老为什么能以饱满的精力胜任呢？李老谈到这和他几十年的养生之道和乐观的人生观是分不开的。他说："唐代名医孙思邈说：'性既自善，则内外百病皆悉不生………此养生之大经也。'人生不如意的事十有七八，那就必须有宽大胸怀，学会看得开、想得开、摆脱开。我几十年与人为善，助人为乐，不伤人，不记仇，不报复；事业上不断努力钻研。我坚持十条原则：①情志开朗，恬淡虚无；②怡情养性；③起居有常，顺乎自然；④适当活动，掌握恰当；⑤睡眠充足，早睡早起；⑥居室清洁，阳光充足；⑦宽大为怀，宠辱不惊；⑧吐故纳新，空气新鲜；⑨智能用脑，多作贡献；⑩定期检查，防微杜渐。"李老这十条原则，贵在坚持，几十年如一日地去做，必有效益。

谈到养生及运动锻炼方法，李老说："我不做剧烈运动，几十年坚持'十二段锦'。做法：①闭目冥心坐，握固静思神；②叩齿三十六，两手抱昆仑；③左右鸣天鼓，二十四度闻；④微摆撼天柱；⑤赤龙搅水津，鼓漱三十六；⑥闭气搓手热，背摩后精门；⑦尽此一口气，想火烧脐轮；⑧左右辘轳转；⑨两脚放舒伸，叉手双虚托；⑩低头攀足频；⑪从候神水至，再漱再吞津；⑫河水搬运毕，想发火烧身。十二段锦是坐位锻炼，也适宜身体虚弱的老年人或有病不能起床者。我是从中年坚持至今，大有效益，早晚各练一次。然后打太极拳，使全身上下、肌肉关节、四肢百骸都可得到活动。坚持散步，要选择平坦幽静的道路，边走边散心，心旷神怡，最好周围有花草树木或者在河边、海边。我饭后休息大约半小时后散步，可因人而异，要持之以恒。散步是老年人最好的锻炼，人老先老腿，所以散步不但使下肢气血循环周流，也使全身气血通畅。老年人一定要坚持散步，要走，要走出低谷，要健康长寿。我喜欢养花，欣赏花和书法，可以养性，使人忘掉一天的疲劳和不愉快的事情。所以我能保持精力旺盛，还能为事业、为人民作贡献。有些老年人喜欢打网球、门球、羽毛球，这些运动是很好的，但要提醒老年朋友们，在比赛时千万不要激动，有些老年人因为过于激动，容易突发心肌梗死、脑出血，很危险，要引起注意。要保持平稳的、愉快的、轻松的心情参加体育活动，才能达到强身养性的保健目的。"

李老又谈到养生中关键的四条要诀：①达观：人到老年，保持达观的态度是最明智理想的。所谓达观，就是承认进入人生的晚年是自然规律。每位老年朋友都有丰富的生活及战斗、工作经历，他们都对国家和人民作出了很大的贡献，这是年轻人应学习的。老年朋友应充分地享受和领略生活乐趣，在有意义的生活中度过晚年，一切都看透了，保持安然、平静、放松的心情，这就叫达观。②活动：我除了坚持锻炼身体以外，还帮助老伴儿一起买菜，做些力所能及的家务，同样能舒通筋骨，使气血循环。家中有健身车，每天和老伴儿一起锻炼。我耳不聋，视力保持得也很好，不迎风流泪，而且口腔牙齿清洁，无口臭现象，消化正常。③恬淡：不争名利，乐观豁达，以敬业为己任、奉献为乐趣，情绪平稳，保持朝气。④灵活：中医最讲辨证论治，生活中也应对一切事情辩证地去看待，不要保守僵化，要有通达灵活的态度。举例来说，老年人在饮食方面，有的主张吃素食，也有的长寿老人吃肉食，我主张荤素搭配才能保持营养平衡。当然患有各种疾病的老人要根据病情来调摄饮食。我认为，长寿需要各方面的调摄，要因人而异，因地而异。总之，要做到不僵化、不保守，要坚持知足常乐、随遇而安。

2. 谈老年人的心理保健

老年人要重视心理健康，心理环境直接影响老年人的情绪状态，影响身心健康。健康的心理状态会促进老年人的身体健康；不良的心理、情绪状态则会危害老年人的身体健康。在日常生活中，常有老年人因生气而大怒，或过喜、过悲等情绪刺激而突发冠心病、心肌梗死、脑出血、脑血栓等。所以老年人的生活与工作环境要力求安静，心理要保持平衡，要善于在刺激中调节自己的情绪，要学会自己控制心理冲突，要有自知之明，了解自己的身体与心理状况，用自己心理健康的标准来平衡自己，不要为难自己，不要去做力所不能及的事，要量力而行，这样才能陶冶自己的情操。老年朋友们要心胸宽大，肚量大。俗话常说：生活像镜子，你哭他也哭，你笑他也笑。保持良好的心理素质很重要，希望老年朋友健康长寿，达到更高的健康的境界。

3. 谈老年人与气候影响

老年人要注意气候的变化。气候的过冷过热，例如突然的降温、突然的升温，都会使老年人身体健康受到影响，季节相交时，常使冠心病、心房纤颤、早搏、脾胃病、风湿性关节炎、高血压病等慢性病的病情加重或复发。所以老年朋友要注意天气变化，注意气象预报，保持体内与外界的平衡。

4. 谈老年人长寿与饮水

老年人常出现津液不足现象，出现便秘、小便减少、皮肤干燥、失眠心烦、口舌发干，或出现舌红少津的现象。老年人常因为不爱喝水，或因年老记忆力差，或患脑病等而忘记饮水。所以老年人要每天保持多次少饮的习惯，要慢慢饮水，避免呛咳，这样多饮水，有利于食物的消化和吸收，减少便秘及皮肤干燥、瘙痒、口干的发生，并使小便通畅，新陈代谢正常。至于患水肿病、心脏病、肾病、高血压病的老年人，一定要多次少饮。

5. 谈老年人的饮食与健康

我国有神农尝百草的传说，说明我国历史上早开始了对饮食与健康、与防病治病关系的研究。《内经》中有"食养"，周代有"食医"，已成为专门学科。秦汉以来，这方面有大量的文献记载。《神农本草经》是我国最早的一部药物学专书，介绍了50余种药用食物。《伤寒杂病论》是中医临床医学巨著，创立了"辨证施治"，是"辨证选择食物"和"辨证配膳"的依据。两晋南北朝时期的《肘后备急方》，提出许多食疗药物及食物禁忌，"食疗"有了进一步发展。隋唐时期，在《千金要方》中专列了"食治篇"，《外台秘要》也有关于食疗、食禁方法的记载，均可说明食疗的进一步发展。宋以后，《太平圣惠方》中有两卷讲了食治，共载方160首，分别治疗28种病症；《圣济总录》中收载了医方近2万首，其中包括了养生、食疗、药膳等内容，食疗方共285个。这些都是中医营养养生学的宝库。在《饮膳正要》中，记载了汤、羹、浆、膏、煎、油、茶及各种饼、馒头、粥、面、包子等膳食制作方法，更可贵的是提出有关营养与健康、饮食与卫生之间的关系。这是宋、辽、金、元时期的发展，为明、清食疗打下了基础。《本草纲目》是本草学的一部巨著，丰富了营养学、食疗方面的内容，并收载了大量食疗方法和功效。在这个时期，还有《古今医统大全》、《食养集》、《随息居饮食谱》等有关"食疗"、"食养"的著作。说明了中医学自古代重视养生、营养、食疗疗养方面的研究。

老年人的饮食与情绪，直接影响到健康与长寿。《养生颂》中指出："已饥方食，未饱先止，散步逍遥，务令腹空。当腹空时，即便入室，不拘昼夜，坐卧自便。"说明了老年人应注意每餐不能吃得过饱，食后要适当活动，尤其忌饭后即睡的不良习惯。《养生杂录》中指出："怒后勿食，食后勿怒，饮食勿便卧。"说明饮食与情绪的调养很重要。许多疾病发生在饭后或进餐当中，大怒后易发生脑出血，长期不良精神刺激易患胃及食道癌变，应引起老年朋友的注意，最好在进餐当中和餐后保持清静舒畅的气氛和环境。

老年饮食十宜：《黄帝内经》中提出"五谷为养，五果为助，五畜为益，五菜为充"。这十六字原则是说，老年人不但要合理营养，更重要的是建立科学的饮食规律，这对老年人健康长寿至关重要，老年人要做到以下十宜。

（1）饮食宜广食：要做到不偏食，荤素搭配，精粗粮兼备，品种多样化。对于患病的老年人，例如患冠心病的、高血压病的人，不宜吃过多的荤食，如肥肉、蛋黄、肥鸭等荤食，但应在其他饮食中补充蛋白质，如蛋白羹、豆类及脱脂牛奶、豆浆、鱼等，这样就不至于造成营养不良，可以保持营养平衡。

（2）饮食宜少吃多餐：老年人消化功能减弱，不可暴饮暴食，饮食要有度，要少吃多餐，在三餐之间可增加少量滋补食品，例如银耳羹、银耳冰糖枸杞子羹、蛋白羹、莲子羹等。有慢性消化系统疾病的老人，宜每日五餐。

（3）饮食宜软、宜烂：老年人消化功能差，牙齿又脱落，所吃食物要软、烂，例如主食米饭、馒头要煮烂蒸软，肉食要炖烂、要松软，如煮菜粥要煮熟煮软。

（4）饮食宜细嚼慢咽：老年人要注意进食时细嚼慢咽，使唾液多分泌，可帮助消化，减轻胃肠负担；正常分泌消化液，还能杀菌。

（5）饮食宜温：饮食不宜过热，否则易灼伤食道及胃，易诱发食道及胃癌变；但过冷易损伤脾胃，影响消化和营养吸收。所以宜温，宜暖。

（6）饮食宜新鲜清洁：老年人最好不吃隔夜食物，或在冰箱存放过久的食物。尤其在夏季，不要吃不清洁食物，夏季最好不吃罐头食品。对熟肉食品，要蒸后晾凉再食用；最好吃新鲜蔬菜，水果要洗净食用，避免消化道疾病。

（7）饮食宜清淡：老年人少食盐，多吃清淡食物有益于健康，减少对脑血管的刺激。尤其患高血压的病人更宜少吃盐，少吃或不吃油炸食物，以免影响消化。

（8）饮食宜早：老年人消化功能差，三餐均宜早。尤其晚餐，不可多食，宜食软烂食物，如粥、羹之类。不宜太晚进餐，宜早些时间进晚餐，保持胃肠正常消化。老年人晚餐后最好在两小时后再入睡。

（9）饮食宜怡静：老年人进餐要有怡静环境和气氛，最好进餐时和进餐后不交谈、不生气，避免不良刺激，否则易影响肠胃蠕动和消化，以避免出现脑病及意外。

（10）饮食宜有所忌：主要是关于老年人饮食与疾病的禁忌。根据疾病的寒、热、虚、实及表、里、上、下，参照五脏六腑及病因、病性、病位，结合食物的性、味与服药有关方面，综合分析对疾病不利的饮食所忌。例如胃热病人和生疮疖的病人应禁食辛辣食物，如生葱、生蒜、辣椒等；高脂血症病人应禁食动物内脏、动物脂肪，少食肥肉；胃寒病人宜禁食生冷油腻；肾病病人宜限制蛋白质摄入量；糖尿病病人宜禁忌糖，少吃甜食。另外，生冷食物不适于寒证病人，不适于泄泻病人及胃肠虚寒者；外感病人，不宜食油腻等。老年人应多吃些蘑菇、核桃、红枣、花生、蜂蜜、淡茶，最好每天按照一、三、五、七、九来进行滋补，即一片西洋参，三个核桃，五个大枣，七个经过挑选的花生（不要吃发霉的，最好吃煮花生），晚上少量饮些红葡萄酒舒筋活血。每个人要根据自己身体情况和需要灵活掌握。

6. 谈老年人便秘慎用泻药

老年人便秘，大多因阴亏肾虚，津液不足，气血郁滞所造成，常用经验方"润便灵"：当归15g，肉苁蓉30g，黑芝麻30g，麻仁10g，生首乌15g，生地20g，麦冬20g，玄参20g，白术10g，枳实10g，桃仁10g，疗效理想。此方不但能使人大便通畅，而且可使肾阴、肾气及津液恢复，身体健康起来。

老年便秘，应慎用巴豆、大黄、芒硝等苦寒泻剂，以免伤气损阴。用后虽可取效一时，但泻后往往复结更甚。因老年人津液亏损、肾阴不足、脏腑秘涩，峻烈攻下必导致津液枯干，便秘加重，甚至因此造成危及生命的后果。曾治疗一位患肾病、冠心病的老人，已78岁，因前医予大黄粉2个月，面目及四肢浮肿，冠心病复发，肾病加重，最后导致心衰，遂进行抢救。所以老年人便秘应辨证治疗，辨证用药施方。最好辅助食疗，如可在每天早晨起床后喝一杯淡盐开水，并且养成每天大便一次的习惯。多吃些含维生素、矿物质、纤维素的蔬菜、水果及海藻类食物，如菠菜、芹菜、少量韭菜（多食伤胃）、萝卜、胡萝卜、白菜、黄瓜、南瓜、苹果、香蕉、柑橘、菱角粉、蜂蜜、紫菜、芝麻、牛奶、海带、紫菜等，既营养丰富，又有润便养阴作用。

菜中萝卜，既是佳蔬，又是良药。原名莱菔，民间有"冬吃萝卜，夏吃姜"，"十月萝卜小人参"之说，品种多（有白皮萝卜、红皮萝卜和青皮红心的"心里美"），吃法也多样。对老年人来说，因牙齿脱落，咀嚼力差，最好煮萝卜粥、汤，或炖萝卜。如感冒伤风用大白菜头、萝卜切片，少切几段葱白煮水，热服后全身微汗，周身舒服，很有功效。常服萝卜汁或生吃萝卜，可预防感冒及治疗慢性支气管炎的久咳。萝卜中含有酶及木质素纤维，具有助消化和抗癌作用，中医学从古代就重视萝卜的营养价值。

7. 谈"四性"、"五味"与食疗保健

中医学理论中食品有"四性"、"五味"之分。何谓"四性"？即寒、凉、温、热，此外还有"平性"。"四性"是食品在人体发生的反应。例如热性食品：羊肉、牛肉、鸡肉、虾、鲤鱼、辣椒、胡椒、生姜等；温性食品：鳖、鲫鱼、鱿鱼、牛乳、鹅肉、红白糖、豆油、芝麻油、土豆、粳米、糯米、麦粉、香菇、冬笋、红枣、蒜、葱、韭菜、桂圆、荔枝、柑、橙、橘等；凉性食品：鸭肉、鸭蛋、蜂蜜、海带、紫菜、黑木耳、梨、豆腐、黄瓜、莴苣、苦瓜、冬瓜、西瓜、绿豆、香蕉等。平性食品即不寒凉、不温热的食品，如白木耳、百合、莲子、藕、山药、胡萝卜、西红柿、大白菜、赤小豆、鸡蛋、萝卜、猪肉、猪肝、豆角、菠菜等。四性中温热性食品适宜于阴证和寒证病人的辅助保健治疗；寒凉性食品，适宜于阳证和热证病人的保健治疗。老年人应了解、掌握"四性"与身体相宜的食品有益于健康，与身体不宜或有害的食品则为禁忌。

何谓五味？即辛、甘、酸、苦、咸。指食品原来的滋味，《灵枢·九针论》说："五味，酸入肝，辛入肺，苦入心，甘入脾，咸入肾，淡入胃，是谓五味。"另外，五味与五脏又有所禁忌，《灵枢·五味》说："五禁，肝病禁辛，心病禁咸，脾病禁酸，肾病禁甘，肺病禁苦。"说明了饮食不要偏嗜，需要五味调和。

8. 谈老年人的饮食与防癌

饮食营养的缺乏与过剩，都是癌症发病的因素。但食物中有致癌物也有抗癌物，因此应当认真研究食物与致癌、抗癌的意义。

中医学有许多膳食有利于防癌，如牛奶粥、薏苡仁粥能降低胃癌发病率，因含多量酪氨酸；胡萝卜粥、玉米粥、菠菜粥含较多胡萝卜素，能防癌保健；百合粥、菱角粉粥均有防癌作用，能降低肺、胃癌发病率；新鲜水果、蔬菜，如西红柿、猕猴桃、橘子、红枣、麦芽、香油、紫菜、金针菇、蘑菇、大蒜及海产品，均分别含有维生素 C、维生素 E 及硒，有防癌作用。

9. 谈老年病的饮食调摄

李老在治病当中及暇余时间，常谈到老年病饮食调摄的重要性。下面分几种病介绍李老关于饮食调摄的经验。

冠心病、高脂血症病人，应常食麦片粥，早晚各 1 次，可以使胆固醇浓度下降。蘑菇、黑木耳煮汤，用小火煮 1 小时，常服可降血脂，稳定血压。百合龙眼粥，常服可养心安神，心衰患者可以常服。生山楂、冰糖煮水代茶，每日 1 次，可降脂、降压。

糖尿病饮食疗法。可常食用小麦麸粥，治疗糖尿病心烦，症状可明显减轻。蚌肉加水炖汤，有润燥滋阴作用。苦瓜做菜食，食用山药粥或蒸山药，1 日 1 次，均有益处。

老年便秘饮食疗法。每天清晨坚持喝一杯淡盐水。绿豆煮烂加蜂蜜，也可早餐时食用。总之，多吃蔬菜、水果，宜粗细粮搭配食用。

哮喘病人饮食疗法，川贝母粉 3g、梨 1 个、百合 10g、冰糖 15g，共同蒸熟后食用，与汁一同服用，适用于痰热型哮喘。茯苓薏苡仁粥：薏苡仁 20g、茯苓 10g、白米 15g，先将薏苡仁煮烂，后入白米，茯苓煮粥，适用于痰饮阻逆型哮喘。芡实黑米粥：先将芡实 15g 煮烂，后入黑米 30g 煮粥，适用于肾不纳气型哮喘。另外，虚喘病人，每天可食用核桃仁，每日 2 次，每次 1 个核桃。

腹泻病人饮食疗法。山药莲子粥：山药 15g、莲子 15g、粳米或稻米 30g，加水适量煮粥，每日可服用 2 次，适用于脾虚腹泻。腹泻病人忌吃油腻厚味，平常宜食大米粥、面片、蛋羹、菜泥及瘦肉、软饭等。

肿瘤病人饮食疗法。薏苡仁菱角粥：薏苡仁 20g、粳米 30g、菱角 20g，先将薏苡仁煮烂，后入粳米、菱角共煮粥，每日早晚各食用 1 次，对肺癌、胃癌、子宫癌有辅助治疗作用。百合薏苡仁大枣粥：百合 20g、薏苡仁 20g、粳米 30g、大枣 20g，先将薏苡仁煮烂，后入粳米、百合、大枣共煮粥，对肺癌、胃癌等多种肿瘤有辅助治疗作用。另外，牛奶、蘑菇、黑木耳、银耳等都含有抗癌物质，老年人平常均可食用。

肾病浮肿病人，可常食鲤鱼冬瓜羹：鲤鱼 500g、冬瓜（切块）200g，加水同煮炖熟，不放盐，可放葱白一小段（约 10g），对肾病浮肿者有保健利水作用。赤小豆大枣粥：赤小豆 120g、大枣 20g，加水同煮粥食用，每日可服 1 ~ 2 次。

10. 谈老年人的药膳保健（附药膳十六方）

李老很重视老年药膳食物的保健作用，现介绍几种在家庭生活中简便易行的药膳和保健粥的做法，这些药膳均具有保健强身、防病治病、延年益寿的作用。

（1）红杞蒸鸡

配方：枸杞子 15g，母鸡一只（3 斤），绍兴酒 15g，胡椒面 3g，姜、葱、味精、盐各适量。

制作：鸡洗净，整理干净，枸杞子洗净，姜切大片，葱剖开切成节；将鸡开水汆后，沥净水分，把枸杞子装入鸡腹内，腹部向上，摆上姜、葱、盐、酒、胡椒面、高汤，用湿棉纸封口，武火蒸 2 小时，揭去纸，拣去葱、姜，放入味精调好即成。

功效：滋补肝肾。适用于男女肾虚，腰膝酸软，头昏耳鸣，视力减退，神经衰弱等。

（2）山楂肉干

配方：山楂100g，猪瘦肉10g，香曲15g，菜油100g，姜、葱各30g，花椒2g，绍兴酒30g，酱油50g，糖15g，味精2g。

制作：把山楂（鲜果拍破）50g洗净，加水2000ml，烧开，下入猪肉（去掉皮筋，冲洗干净，沥去水分），共同煮六成熟，捞出肉，晾凉切成5cm的条，加酱油、葱节、姜片、绍酒、花椒，拌匀，腌渍1小时，再沥去水分，下入已热的菜油锅内炸干水，至色微黄时捞出，沥净油，锅内留点余油，下入山楂，略炸后，倒入肉干翻炒，微火烘干，即可装盘，淋入芝麻油，撒入味精、白糖，调匀即成。

功效：滋阴润燥，化食消积，降低血脂。适用于冠心病，高脂血症，消化不良等。

（3）杜仲腰花

配方：杜仲12g，猪腰子250g，葱50g，姜、蒜、绍酒、味精、酱油、醋、豆粉、盐、糖、花椒各适量，混合油100g。

制作：①把腰子片开，去掉腰臊筋膜，切成腰花；杜仲加清水熬成浓汁50ml；姜切指甲片；葱切节。②用杜仲汁一半，加绍酒、豆粉各15g，用盐调拌腰花；杜仲汁一半，白糖、味精、醋、酱油、豆粉各5g，兑成滋汁，锅热后加混合油，烧成八成熟，放花椒，下腰花、葱、姜、蒜炒散，烹入滋汁，炒匀即成。

功效：补肝肾，健脾胃，降血压。适用于肾虚腰痛，步履不坚，阳痿遗精，老年耳聋，高血压等。

（4）冬瓜煨草鱼

配方：冬瓜 500g，草鱼 250g，姜、葱、盐、菜油、味精、绍酒、醋各适量。

制作：把鱼剁好洗净，冬瓜洗净去皮，切成 4cm×3cm 的块，鱼下油锅煎至金黄色，放砂锅内，加冬瓜、葱、姜、盐、绍酒、醋、水，大火烧开，文火煨熟即可，食时加味精少许。

功效：平肝祛风，除热。适用于肝阳上亢之头痛眼花、高血压等。

（5）猪油炒苦瓜

配方：苦瓜 250g，猪油、姜、葱、盐各适量。

制作：苦瓜洗净、去瓤、切成丝，锅烧热，放猪油烧热，放姜、葱、盐、苦瓜，爆熟即可。

功效：清热，养肝明目，润脾补肾。适用于热性目疾，体衰者。

（6）炒绿豆芽

配方：绿豆芽 250g，菜油、姜、葱、盐、味精各适量。

制作：把绿豆芽挑去杂质洗净，菜油放入锅内加热到沸，后下盐、姜、葱、绿豆芽，翻炒熟，加入味精拌匀即成，装盘备食。

功效：解热毒，利三焦。适用于热毒疮疡，小便赤热、不利等症。

（7）白木耳炖肉

配方：白木耳 15g，瘦猪肉 50g，红枣 10 枚，冰糖适量。

制作：①白木耳发泡择净，撕成小瓣，猪肉洗净，切成小块，与白木耳同放锅中。②冰糖砸碎、加水，放入锅中，武火烧沸，文火炖熟透即成，装盘备食。

功效：补肾益中。适用于脾肾不足而引起的虚劳疾病，眩晕乏力，动则气喘，健忘等。

（8）红枣粳米粥

配方：红枣 10 个，粳米 100g，冰糖适量。

制作：米、枣洗净，一同放入锅中，熬成粥，加入冰糖汁，搅匀即成。

功效：健脾益气。适用于脾胃虚弱，血小板减少，贫血，营养不良等。

（9）菠菜粥

配方：菠菜 250g，粳米 250g，盐、味精各少许。

制作：把菠菜先在沸水中烫一下，待粥熬至半熟时，切段放入，熟后放盐、味精。

功效：养血润燥。适用于贫血，大便秘结，高血压等。

（10）羊肉粥

配方：鲜羊肉 150g，粳米 100g，食盐、生姜各少许。

制作：羊肉洗净，切成薄片，米洗净，姜、葱切成颗粒，将原料放入锅中，熬成粥即成。

功效：益气血，暖脾胃。适用于阳气不足，气血亏损的恶寒怕怜、腰膝酸软等。

（11）枸杞粥

配方：枸杞子 30g，粳米 100g。

制作：枸杞子、粳米同洗净，放入锅中，加水烧沸，文火熬煮成粥即成。

功效：补肾益血，养阴明目。适用于肝肾不足的腰膝酸软、头晕目眩、糖尿病等。

（12）萝卜粥

配方：鲜萝卜 250g，粳米 100g。

制作：萝卜洗净、切碎、捣汁、去渣，萝卜与洗净的米同放入锅中，熬煮熟成粥。

功效：消食利膈，化痰止咳。适用于慢性气管炎，咳喘多痰，食积饱胀，糖尿病等。

（13）莲子粥

配方：莲子 20g，粳米 100g。

制作：莲子去心，风干磨粉，把粳米或糯米洗净，一同入锅中，熬煮成粥即可。

功效：养心益肾，补脾固肠。适用于体弱失眠，慢性腹泻，夜间多尿等。老年人脾肾虚弱及久病、术后恢复期食用，亦有良效。

（14）芝麻粥

配方：黑芝麻 6g，粳米 50g，蜂蜜适量。

制作：黑芝麻用铁锅炒熟，待粥煮八成熟时，加芝麻、蜂蜜，熬熟即成。

功效：润肠通便，益五脏，壮筋骨。适用于肝肾不足，肢节疼痛，老年人便秘等。

（15）菱粉粥

配方：菱粉 60g，粳米 60g，红糖少许。

制作：待米粥煮至半熟时，加入菱粉、红糖，熬煮至熟即成。

功效：健脾胃，补气血。适用于体虚，慢性泄泻。并可作为预防胃癌、食道癌及癌症术后保健食品。

（16）羊肉萝卜汤

配方：羊肉 2 斤，萝卜 6 两，草果 5g，豌豆 100g，生姜 10g，胡椒、食盐、香菜、醋少许。

制作：①羊肉洗净，切成 2cm 见方，豌豆洗净，萝卜切 3cm 见方小块，香菜洗净切段。②豌豆、草果、羊肉、生姜、水下锅，大火烧沸，文火熬 1 小时，再放入萝卜，煮熟，放入香菜、盐，装碗即成。

功效：温胃消食。适用于脘腹冷痛，食滞，消化不良等。

11. 李氏秘方七坛药酒保健

"李氏七酝低度保健药酒"是李老几十年临床实践经验中的有效保健药酒，此酒以传统古方为基础，结合李老临证经验配制而成。

（1）首乌益寿酒

处方：何首乌10g，黑芝麻10g，黄精10g，当归10g，枸杞子10g，杭白芍10g，黄芪10g等。

配法：将上药共煎成浓汁，去渣，兑入25°500ml高粱白酒内。如多配可按比例类推。

服法：每日2次，每次20～50ml。

主治：鬓发早白，肾虚腰酸，腿软乏力，气虚血弱。久服无副作用。

（2）丹参酒

处方：丹参10g，檀香5g，木香5g，砂仁5g，赤芍10g，党参10g等。

配法：将上药共捣成粗末，加入25°白酒500ml，浸泡2周，澄清去渣，以不见杂质为佳。

服法：每日3次．每次20ml。

主治：冠状动脉硬化性心脏病，心绞痛，心肌梗死等。有活血化瘀、益气强心作用。

（3）养血安神酒

处方：茯神10g，炒枣仁10g，五味子5g，夜交藤5g，秫米5g，杭白芍5g，琥珀粉5g，桑椹5g等。

配法：将以上药，共研细末，兑入25°白酒500ml，浸泡2周，再过滤去渣。

服法：每晚服30～50ml。

主治：长期失眠，入睡难，早醒，多梦惊恐，日久体弱，记忆力差，神疲乏力等。

（4）四仙酒

处方：仙茅 15g，仙灵脾 10g，威灵仙 15g，炒三仙 15g 等。

配法：将上药煎 30 分钟，去渣，澄清后，兑入 25°白酒 500ml。多配药量类增。

服法：每日 2~3 次，每次 30ml。

主治：肾气不足，阳痿早泄，腰酸腿软，食欲不振，饮食减少等。

（5）玉屏风酒

处方：黄芪 15g，防风 10g，白术 15g，柴胡 10g 等。

配法：将上药共研细末，兑入低度白酒 500ml，澄清后，去掉沉渣。

服法：每日 3 次，每次 20~30ml。

主治：体弱畏风或气候变化时易感冒者。有补气扶正、抗风寒、防感冒功效。

（6）枸杞子酒

处方：枸杞子 60g，桑椹子 20g，百合 20g，莲子 10g 等。

配法：将上药兑入 500ml 低度白酒内，浸泡 2 周，澄清去渣，或不去掉原药亦可。

服法：每日 2 次，每次 20~30ml。

主治：补肾益精，安神滋阴。治水肿胀满，腰背酸痛等。

（7）生脉酒

处方：党参 10g，麦冬 10g，五味子 5g，龙眼肉 20g 等。

配法：将上药浓煎去渣，兑入低度白酒 500ml。

服法：每日 3 次，每次 15ml。

主治：为强心复脉剂。可补气敛汗，对气短、口渴、脉虚弱等症有效。